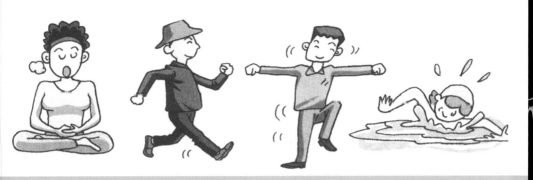

나홀로

중풍

예방과 치료 길라잡이

편저 대한건강증진치료연구회

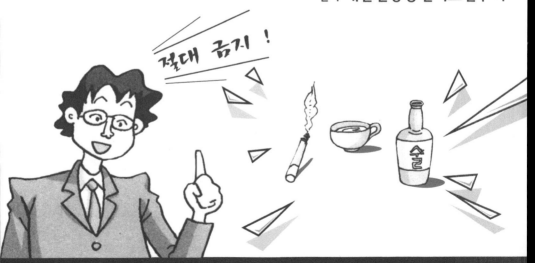

절대 금지 !

📖 법문 북스

 뇌혈관 장애로 발생하는 모든 질환을 중풍이라고 하는데 우리나라 사망원인 통계에서 단일질환으로는 1위인 무서운 질병입니다.

 그래서 죽음의 사신이라는 이름도 있지만 중풍은 사망자가 많을 뿐만 아니라 치료를 받아도 완전치료가 어렵고 반신불수 등의 여러 가지 후유증에 평생을 불행하게 보내야 하는 무서운 질병입니다.

 중풍은 누구도 안심할 수 없는 병으로 전에는 노년층에서 발생하기도 했지만 무질서한 식생활에서 오는 비만, 고혈압, 고지혈증, 동맥경화 등에 중장년층도 늘어서 전체적으로 나이에 관계없이 발생되고 있습니다.

 그러나 무서운 중풍도 그 실체를 정확하게 알고 그에 대처하는 올바른 식생활과 생활습관에 주의를 한다면 미리 예방할 수 있고 발병하더라도 초기에 잘 대처한다면 생명을 구할 수 있는 확률이 높고 후유증의 회복도 빠를 수 있습니다.

 그러기 위해서는 중풍에 대한 올바른 이해와 지식이 필요합니다.

차 례

중풍 환자를 위한 좋은 음식

죽음의 사신 중풍

무서운 병 중풍

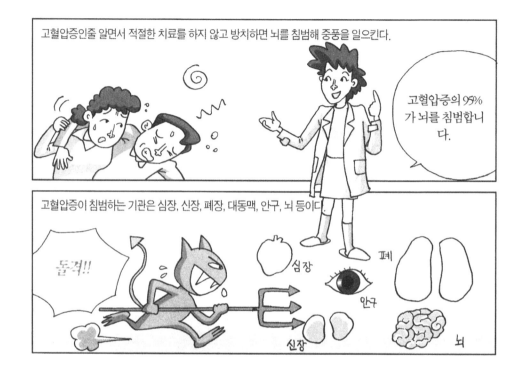

서양의학에서 뇌졸중(C.V.A Stroke)이라고 일컫는 중풍은 뇌혈관에 순환장애가 일어나 갑자기 의식장애 및 운동장애, 감각장애를 일으키는 급격한 뇌혈관질환이다. 그리스어 'apoplexia'에서 유래되어 갑자기 쓰러진다는 뜻을 갖고 있다.

현재 사망률 1위로 언제 터질지 모르는 복병처럼 위험성을 안고 있는 이 중풍은 발병 즉시 생명을 잃을 수 있고, 살아남더라도 반신불수나 구안와사와 같은 후유증을 앓게 되는 무서운 질병이다. 발작으로 혈액공급이 5분만 중단되어도 대뇌 기능에 큰 손상을 입거나 손상된 뇌조직이 관리하는 모든 기능은 상실되는 것이다. 간뇌의 시상

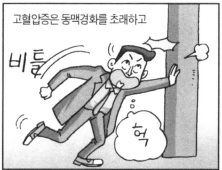

고혈압증은 동맥경화를 초래하고

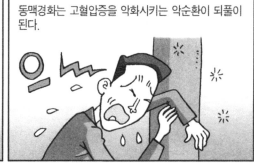

동맥경화는 고혈압증을 악화시키는 악순환이 되풀이 된다.

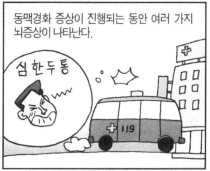

동맥경화 증상이 진행되는 동안 여러 가지 뇌증상이 나타난다.

심한두통

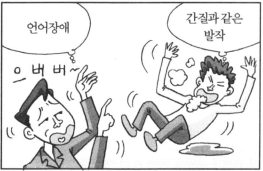

언어장애

으 버 버~

간질과 같은 발작

하부가 손상되면 정신 기능 뿐 만 아니라 갖가지 기능 부조를 일으켜 생명을 유지할 수 없게 되며 뇌간의 연수가 침범 당했을 때 또한 생명을 유지할 수 없게 된다.

"중풍은 세속에서 부르는 명칭으로 그 증후는 졸도, 구안와사, 반신불수, 혀가 뻣뻣해져 말을 할 수 없고 입을 다물지 못하는 등의 증세가 나타난다. 그러나 명칭은 각기 달라 졸도하는 것은 《내경》에서는 '격부' 라 하고 세속에서는 '졸중' 이라고 한다."
'뇌졸중' 이란 '뇌졸중풍' 의 준말이며, 한방에서는 뇌졸중을 졸중풍이라고 한다. 그리고 중풍이 갑작스럽게 타격을 가해 사람을 쓰러 뜨린다고 하여 '칠 격'에 '뒤집어질 부' 자를 써서 '격부증'이라고 한다.

그렇다면 이러한 중풍의 원인은 무엇일까.

중풍 환자의 대부분을 살펴보면 고혈압증과 동맥경화로 인한 합병 증에서 비롯되었다. 고혈압증 발병 후 95%가 뇌를 침범한다. 이에 따라 적절한 치료가 이루어지지 않으면 중풍의 위험이 높아지게 되 는 데 고혈압증이 침범하는 위리 몸의 기관은 심장, 신장, 폐장, 대동 맥, 안구, 뇌 등이다. 이들 기관 중 뇌를 침범하는 것을 우리는 중풍 을 맞는다고 한다.

고혈압증은 동맥경화를 초래하고 동맥경화는 고혈압증을 악화시 키는 악순환이 되풀이된다. 그리고 동맥경화 증상이 진행되는 동안 여러 가지 뇌증상이 나타나는데, 말하자면 신경쇠약과 같은 증상이 오고, 이것이 심해지면서 뇌혈관이 위축되어 격심한 두통과 함께 일 시적인 언어장애 또는 운동장애 등이 오게 된다. 심한 경우 간질과 같은 발작을 일으키기도 한다. 이러한 증상을 계속 방치하면 중풍으 로 이어지는데, 여기서 알 수 있듯 중풍은 고혈압증과 동맥경화가 초 래하는 가장 무서운 합병증이다.

전신 명령수뇌부 뇌

　우리 몸에서 가장 중요한 고급 중추, 전신의 감각운동과 의식 활동을 관리하는 뇌는 쉬지 않고 활동해 우리 몸이 환경에 적응하도록 하고 무수한 의식 또는 무의식적인 생리활동을 완성한다. 이러한 뇌조직이 손상되면 사고, 의지, 감정, 기억, 이해, 그리고 외계에 대한 반응 등의 고급 정신활동, 감각과 지체활동 등의 신체활동이 실조 또는 상실된다. 뇌는 끊임없이 에너지원과 대사활동의 원료를 공급받아야 하며 노폐물 처리가 필요하다. 이를 위해 뇌는 심장에서 나오는 혈액의 15%를 공급받고 몸이 섭취하는 포도당의 75%를 소비한다.

　뇌는 난형이고 무게는 정상적인 성인이 1.4kg 정도, 부피는 약 1,300~1,500cc로 체중의 약 40분의 1 정도이다. 그 속에는 1,000억 개 이상의 뉴런과 이들의 10배 정도 되는 신경교세포가 있다. 뇌는 경막, 지주막, 연막이란 3중의 뇌막과 두개골로 보호되고 있으며, 뇌막 사이의 공간과 뇌 내부의 공간들은 뇌척수액으로 채워져 있는데, 이 액체는 압력과 충격을 흡수하는 일을 한다.

　뇌의 구조와 각 기능을 다음과 같이 살펴보도록 한다.

많은 혈액이 필요한 대뇌

　대뇌는 전두엽, 두정엽, 후두엽, 측두엽 등 4개의 엽으로 되어 있다. 각 기능을 살펴보면 먼저 뇌의 뒤쪽에 있는 후두엽은 시신경으로부터 시각정보를 받아 분석하는 부위이며, 뇌 양측 면에 위치한 측두엽은 청각과 후각에 관계되는 감각부위로부터 정보를 받아 처리하는 일을 한다. 전두엽은 대뇌의 앞쪽 부분으로, 일부는 의식적인 움직임을 조절하는 일을 하며 또 다른 부분은 언어중추라고 생각되고 있다. 두정엽은 전두엽 바로 뒤에 있으며 피부의 감각수용기로부터 감각을 받는 부분과 모의 자세나 위치를 감지하는 부위를 포함하고 있다.

대뇌는 우리 몸의 어떤 조직보다도 많은 혈액, 산소, 영양분의 공급이 필요하다. 성인의 대뇌는 체중의 2~2.5%에 지나지 않지만 심장에서 내보내는 혈액의 17%가 대뇌에 공급되고 있다. 대뇌에 필요한 혈액의 양은 우리 몸의 다른 조직의 평균치에 비해 10배나 높다. 대뇌가 소모하는 산소의 양 역시 전신 소모량의 5분의 1을 차지하고 있다. 대뇌에 대한 혈액과 산소의 공급은 잠시라도 중단되어서는 안된다. 혈액공급이 5분만 중단되어도 우리의 대뇌는 회복할 수 없는 손상을 입고, 손상된 뇌조직이 관리하는 모든 기능은 상실되고 만다.

간뇌의 위치와 기능

간뇌는 중뇌와 대뇌 사이에 있는데, 그 안에는 제3뇌실이 있고, 제3뇌실 안에 회백질의 시상과 시상하부가 있다. 이 가운데 시상은 제3뇌실의 양쪽에 걸쳐 있으며, 뇌의 지각신경로의 중개핵의 역할을 하고 있다. 곧 감각정보를 통합하고 분류해서 적절한 대뇌 부위로 보내고 대뇌로부터 신호를 받아 소뇌로 보내는 역할이다. 또한 시상은 의식 유지에 관련된 피질에 신경충격을 전달한다. 만일 시상이 손상되면 의식상실이 오거나 반대로 극도로 민감해진다.

시상을 통해 인체는 여러 내부기관으로부터 감각정보를 받으며 이 정보는 심장박동률, 식욕, 수분의 체내 농도, 혈압, 체온과 같은 체내 상황을 조절하는데 사용된다. 또한 배고픔, 목마름, 성욕, 분노 등의 욕구에도 관여하며, 주요 내분비선인 뇌하수체에서의 호르몬 분비도 조절한다. 시상하부가 손상되면 정신 기능뿐만이 아니라, 수면, 신진대사, 위장기능 · 체온조절, 수분조절, 혈관운동, 조절기능에 이상을 일으켜 생명을 유지할 수가 없게 된다. 간뇌의 시상하부가 침범되었을 때는 돌연 혼도하여 의식이 없거나 눈을 감고 입 벌림, 대소변의 실금증상, 체온의 심한 변화 등이 증상으로 나타난다.

뇌간의 조절작용과 위험성

뇌간은 연수, 소뇌, 뇌교로 이루어져 있고 일반적으로 무의식적, 불수의적, 기계적 작용들을 조절한다. 연수는 뇌의 가장 아랫부분에 있으며, 호흡률, 심장박동, 혈압 등을 조절하는 생명의 중추이다. 연수에는 호흡중추, 심장, 활동중추, 혈관중추, 소화기중추, 타액분비중추, 흡반사중추 · 교반사중추, 여하중추, 구토중추 등이 있다. 연수가 뇌출혈이나 뇌혈전 등에 의해 침범당하면 생명을 유지할 수 없게 된다.

 연수가 침범 당하게 되면 돌연 혼도하고 의식이 없어지거나 대 소변이 막히고 이를 꽉 물게 되는 증상이 나타난다. 또한 맥이 고르지 못하며 많은 침을 흘리게 되는 등의 증상이 나타난다면 이를 의심해 봐야 할 것이다.

소뇌의 위치와 역할

 소뇌는 연수의 위쪽에 위치하며, 손발과 몸의 모든 수의적인 움직임을 조절하고 자세와 균형을 유지하는 일을 한다. 일관성 있는 조절을 위해 소뇌는 눈, 평형감각기관, 근육 등으로부터 근수축, 손발과 몸의 위치에 관한 정보를 받는다. 뇌교는 뇌와 척수, 대뇌와 소뇌 사이를 달리는 신경로를 포함하고 있어서 소뇌의 기능과 전뇌의 의식 부위를 연결시키는 역할을 한다. 또한 연수를 도와 호흡조절에도 관여한다.

서양의학과 동양의학으로 본 중풍의 원인
(1) 서양의학으로 보는 중풍의 원인

제 1순위의 위험인자 고혈압

중풍유발 위험인자 제1순위로 고혈압을 들 수 있다. 고혈압은 치료를 미루거나 합병증 발생 시 위험을 초래한다. 다음은 고혈압의 진행과 인체의 각 장기의 변화를 3단기별로 나누어 설명한다.

제1기, 고혈압만으로 심혈관계에 어떤 객관적인 기질적 변화가 나타나지 않는 시기를 들 수 있다.

제2기, 고혈압으로 심혈관계의 비대나 심전도 변화가 동반되지만 기질적 변화는 없는 시기를 말한다. 안저 부위에서 사행성이 보이고 교차현상 등 혈관비대가 보인다.

제3기, 고혈압으로 심혈관의 기질적 장애에 의해 증상이 나타나는 시기이다. 심장에서는 심부전이나 동맥경화에 의한 허혈성 심장질환, 뇌에서 졸중 발작과 일과성 발작, 그리고 고혈압성 뇌증, 안저에서의 출혈, 백반, 전색, 망막부종, 신기능 저하 및 단백뇨가 나타난다.

혈관노화 동맥경화증

동맥경화증이란 동맥 내벽에 콜레스테롤, 인지질 등을 함유한 지방성 물질이 끼이면서 동맥벽이 탄력성을 잃고 굳어지는 상태로써 혈관노화로 볼 수 있다. 혈관노화 발생 시 굳어지고 탄력성을 잃은 동맥을 통한 혈액의 흐름이 줄어들어 심장병과 중풍의 발작 등이 우려

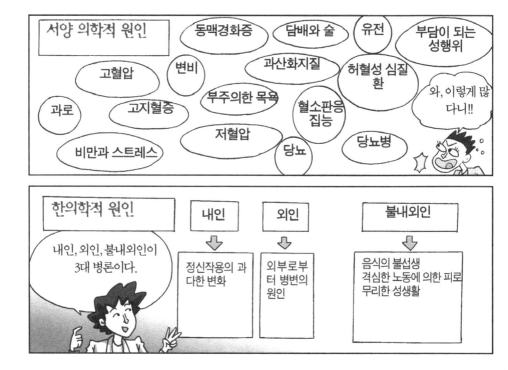

되는 위험한 질환이다. 동맥경화의 위험요인으로는 고혈압, 고지혈증, 흡연 등이 거론되고 있다.

지질대사 문제 고지혈증

고지혈증이란 우리 몸 안의 지질대사의 이상으로 혈중지질이 비정상적으로 높아진 병적 상태를 가리킨다. 위험요인으로는 고칼로리 식사, 음주, 간기능장애, 당뇨병, 피임약의 복용, 갑상선의 기능저하, 유전 등이라고 알려져 있다. 고지혈증에 대한 치료는 먼저 식사요법을 한다. 2~3개월 동안 식사조절을 실시했는데도 효과가 없을 대는

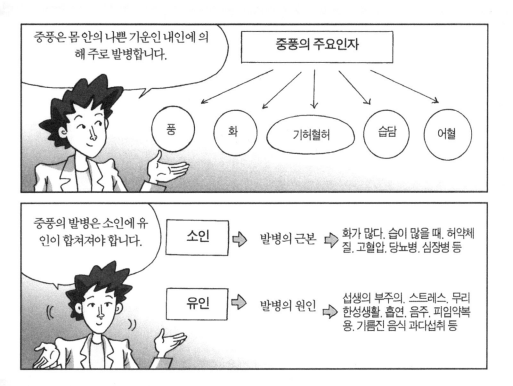

약물치료를 병행한다. 약물치료 결과 혈중지질이 정상화되었더라도
식사조절은 계속하도록 한다.

허혈성 심질환

허혈성 심질환은 심장의 혈관에 동맥경화가 생겨 혈관이 막히거나
좁아져 혈류가 악화되어 생기는 질병이다. 중풍은 심장작용의 장애
와 관련이 깊다. 심장기능의 조사에는 심전도검사가 있다. 심전도는
심장이 나쁜 사람뿐만이 아니라 뇌의 동맥경화에도 매우 중요한 검
사이다. 이와 같이 심장기능의 저하를 빨리 아는 방법이 심전도검사

이다.

심전도는 중풍과도 관련이 깊다. 예를 들어 부정맥에도 중풍과 관련되는 것이 두 가지 있는데 하나는 심실성 기외수축이고, 또 하나는 심방세동이다. 종래는 안정기 심전도가 있었으나 최근에는 24시간 기록할 수 있는 심전도가 많이 활용되고 있다. 심실성 기외수축은 관상동맥질환이나 급사의 증례와 관련성이 있는 것으로 알려져 있고, 심근경색 환자의 경우 중풍을 일으킬 확률이 매우 높다. 그리고 심방세동도 관련이 많은데, 이와 같은 증상은 연령과 함께 증가되며 심근의 변화, 동맥경화 등은 노화현상의 결과라고 할 수 있다. 특히 심방세동에서는 심장 속에서 혈전을 만들기 쉽고, 그것이 뇌로 이동되어 전색증을 일으킨다.

우리나라는 서양에 비해 심장병이 적은 것으로 알려져왔으나 식생활의 서구화에 따라 허혈성 심장병이 점차 증가하고, 동시에 심방세동에 의한 뇌전색증도 증가하고 있다. 그러므로 고령이면서 심장이 불안한 사람은 반드시 심전도검사를 자주 해야 한다.

만성질환 당뇨병

고혈압은 혈압 조절이 우선시 되고 완치가 어려워 일생 동안 그 관리에 소홀해선 안된다. 당뇨병 또한 이와 마찬가지로 완치가 어려우며 일생을 두고 혈당관리를 해야 하는 만성질환이다. 그러나 두 병의 가장 큰 공통점은 두 질병이 가지고 있는 병 자체보다 합병증으로 인한 사망 및 질병 악화의 요인이라는 점이다.

 당뇨병 환자의 사망자 중 20%는 뇌혈관질환으로 인한 사인을 갖고 있으며 당뇨병 자체가 중성 지방, 수축기혈압, 비만도를 상승시키고 HDL 콜레스테롤을 감소시킨다는 사실은 널리 알려져 있다. 이러한 사실은 바로 중풍유발의 위험인자를 강화시킨다는 말이기도 하다. 이밖에도 당뇨병은 혈소판의 응집능을 상승시키고 혈전을 만들기 쉽게 되어 뇌경색을 유발한다. 이렇게 당뇨병은 중풍과 관련이 깊다. 특히 60대 이상 노년층 당뇨병 환자는 뇌경색을 유발하는 경향이 높다. 그리고 당뇨병 환자는 보통사람보다 10년은 빨리 동맥이 경화된다고 하는 임상 보고가 있는데, 그렇게 보면 노인 당뇨병 환자는 그만큼 중풍에 걸릴 확률이 높아진다.

응집능과 과산화지질

 응집능은 우리 몸에 상처가 났을 때 피를 멎게 해주는 기능을 한다. 혈소판의 응집능과 과산화지질은 중풍유발의 위험인자로 지목받고 있다. 피가 멎는 현상은 일반적인 상처에서와 같이 외적 조건에서만 생기는 것은 아니다. 혈소판의 혈액응고작용이 강할 때는 혈관 안에서도 굳어질 수 있다. 예를 들어 동맥경화 때문에 혈관내막에 상처가 생기고 이를 중심으로 혈소판이 모여 응집되면서 핏덩어리인 혈전이 만들어진다. 이 혈전이 피의 흐름을 차단시켜 뇌에 허혈상태를 일으킨다.

한편 과산화지질은 또 다른 위험인자로 세포 기능을 악화시켜 질병을 만드는 요인이다. 사람은 산소 없이 살 수 없는데 산소에는 인체에 해로운 산소도 있다. 이 유해 활성 산소는 인체의 세포막에 상처를 주고 그 세포막에 함유된 지질을 산화시켜 과산화지질이라는 것을 만든다. 이 과산화지질이 바로 세포 기능을 악화시켜 질병을 만들 뿐만 아니라 폐, 간장, 신장 등의 장기에 장애를 준다. 과산화지질은 지방이 활성 산소와 결합하여 산화된 것이므로, 식용유를 공기 중에 노출시키지 말아야 한다.

다음 자료는 측정된 중풍 환자의 과산화지질 값인데 건강한 사람에 비해 훨씬 높다.

※ 건강한 사람과 중풍 환자들의 과산화지질 비교

- 건강한 사람   2.77(mol/ml)
- 뇌경색 환자   4.46(mol/ml)
- 일과성 허혈발작성 환자   4.00(mol/ml)
- 뇌출혈 환자   4.21(mol/ml)

인체의 적 흡연과 음주

흡연과 음주가 인체에 해롭다는 것은 상식화되어 있다. 흡연은 혈액 점도의 상승과 니코틴산의 작용으로 심장질환 및 중풍 발작에 악영향을 미친다. 이에 대한 자세한 설명으로 먼저 혈액 점도의 상승을 살펴보면 피는 물과는 달리 끈적거리는 점성을 지니고 있다. 점도는 이 점성의 강도이다. 담배의 니코틴산은 피의 점도를 높이는 작용을 한다. 점성이 강해진 흡연자의 피는 모세혈관에서 흐르기 어려우며 자칫 굳어지기 쉽고, 이로 인해 혈관이 막히게 된다. 둘째, 담배의 니코틴산은 혈액 속에 있는 혈관의 작동물질인 아민에 작용하여 혈관을 수축시킨다. 아민은 혈관의 수축과 확장을 조절하는 물질인데, 그 기능이 약화되면 혈관을 수축시켜 혈액의 흐름을 방해하게 된다.

담배 때문에 중풍이 발병할 경우 발신불수, 실어증, 의식장애등 완치가 매우 어려운 증상이 나타나고 심한 때에는 생명을 잃게 된다.

술은 혈관을 넓혀 피의 흐름을 원활하게 한다. 그러나 이러한 긍정적인 점은 적당한 양을 섭취했을 경우에 한해서이다. 과음했을 경우 간장에 해로울 뿐만 아니라 뇌에도 좋지 않다. 과음의 경우 적은 활동도 혈압에 크게 영향을 준다. 그리고 술은 알코올 그 자체보다 술을 마실 때 먹게 되는 안주가 혈압에 좋지 않은데, 더구나 술을 마실 때 많은 사람들은 줄담배를 피우는 수가 있어 더 많은 부작용을 초래한다.

만병의 원인 비만과 스트레스

비만과 스트레스는 만병의 근본 원인이 되는 문제요인이다. 비만을 살펴보면 중풍유발의 위험인자들인 심장병, 당뇨병, 지방간, 간경변증 등의 원인이 되고 있다. 비만이 되면 운동부족과 함께 지방의 과잉섭취로 콜레스테롤혈증을 초래하기 쉽다. 특히 비만형의 사람은 중성 지방이 많은 사람이므로 당질의 과잉섭취가 문제된다. 따라서 비만이라고 할 때 지방, 특히 포화지방산의 과잉섭취만이 나쁜 것이 아니라 당질에 대해서도 고려하여 식단을 짤 필요가 있다. 비만은 대개 중년 이후에 많이 오는데, 그때쯤이면 사회적으로 지위도 확고하게 다져지지만 신경 쓸 일도 그만큼 많아져 중풍이나 심장병의 발병률도 높다. 비만은 중풍으로 쓰러져 반신불수가 되었을 때 재활치료를 하는데 장해가 되기도 한다.

고혈압에서 이미 설명했듯이 고혈압이 있는 사람으로 스트레스를 받게 되면 중풍의 발작 위험이 높아지게 된다. 정상혈압이던 사람도 스트레스가 쌓이면 고혈압의 위험에 직면한다. 이러한 스트레스는 개개인의 성격에 따라 받아들이는 정도가 다르다. 스트레스에 민감한 성격으로 고혈압 성격도 있다. 내성적이고 노여운 감정을 드러내지 않고 속을 끓이게 되면 마음은 동요가 심하다. 그 결과 적응력이 약해지고 충격에 과민한 반응을 보이는 과정에서 중풍을 일으키기 쉽다.

피해야할 생활 습관 과로

사람은 자신의 건강에 대해 절대 과신해서는 안 된다. 신병으로 인하여 언제나 조심하는 사람보다 아무런 병 없이 건강한 사람이 갑자기 쓰러지는 일은 얼마든지 있다. 과로가 중풍유발의 위험인자가 된다는 것을 염두에 두고 언제나 조심할 일이지만 지나치게 신경을 쓰는 것도 해롭다. 중풍유발의 소인과 다른 위험인자가 있을 때 과로가 도화선이 될 수 있지만 그렇지 않은 경우 단순한 과로만으로 쓰러지는 일은 흔치 않다.

추위와 혈압상승

추울 때 자율신경은 체온을 빼앗기지 않기 위해 몸 표면의 혈관을 수축시킨다. 그러면 혈압은 반사적으로 높아진다. 추울 때는 평소 혈압이 높지 않은 사람이라도 혈압이 올라가므로 고혈압 환자는 특히 조심해야 한다.

성행위와 심리적 요인

성행위 도중 중풍 발작을 일으켰을 경우 대부분은 자주막하출혈과 뇌출혈이다. 그래서 심한 경우 그대로 죽음에 이르는 무서운 사태에 직면하게 된다. 정확한 통계에 의한 것은 아니지만, 이러한 불상사는 혼외정사의 경우와 음주 후 성행위에서 많이 발생하는 것으로 드러나 있다.

그러므로 술을 많이 마신 후의 성행위나 혼인 외의 관계에는 위험이 따른다는 것을 알아야 한다. 죄의식과 불안, 초조 등의 심리적인 압박감이 작용한 때문일 것이다.

변비주의

중풍으로 스러지는 장소로 화장실이 가장 많다고 해도 지나치지 않다. 배변시 힘을 주면 혈압에 갑작스러운 변동이 생기고 이것이 중풍으로 이어지는 수가 있다. 이럴 때는 뇌에 출혈이 많다. 그래서 고혈압 환자는 변비가 되지 않도록 조심해야만 한다.

그 밖에 위험인자

중풍의 위험인자로는 위에서 살펴본 외에 외상, 혈압의 지나친 저하를 들 수 있다. 말하자면 머리에 외상을 입고 중풍을 일으키는 경우도 있고, 고혈압인 사람이 혈압강하제를 복용하는데 약효가 지나쳐 혈압이 너무 많이 떨어짐으로써 혈액순환장애로 중풍 발작이 일어나는 경우도 있다. 그래서 고혈압 환자는 평소 혈압을 충분히 점검한 뒤 효과적으로 대응해야 한다. 그리고 술을 마시다가 중풍을 일으키는 경우도 있다. 평소 부정맥이 있거나 심장병이 있는 사람은 술을 조심해야 한다.

그리고 저혈압도 중풍을 일으키는 위험인자가 된다. 저혈압인 사람은 대부분 쉽게 피곤을 느낀다는 공통점이 있다. 그러나 저혈압 그 자체를 병이라고 할 수는 없고 유전적인 체질일 뿐이다. 그러나 저혈압인 사람은 저혈압 자체보다 혈압의 상승이 문제이다.

(2) 한의학으로 보는 중풍의 원인

한의학의 3대병인론에 따르면 모든 질병의 원인은 내인에 의한 것과 외인에 의한 것, 불내외인에 의한 것으로 구분하고 있다. 특히 내인을 중시하고 그 중에서도 정신적인 요인과 방실노권 및 장부기혈의 기능실조를 중시하며 동시에 허손, 역려 등의 외인, 음식 기후 환경 등의 불내외인도 가볍게 다루지 않는다. 이러한 원칙에 의해 중풍 발병요인을 살펴보면 중풍의 발생은 평소 기혈이 허하거나 심, 간, 신의 음양이 실조 된 데다 근심이나 노여움, 과음이나 과식, 외사 침입 등 각종 요인이 아울러 기혈운행에 장애를 일으킴으로써 경락이 막히는 등으로 졸도, 반실불수 등의 위급중상이 나타난다.

정신작용의 과다한 변화

한의학에서는 내인으로 정신작용의 과다한 변화를 꼽고 있다. 이러한 감정의 작용이 대단히 크거나 장시간 지속되면 이것에 관련된 장기에 손상을 준다고 하는 데 이는 곧 화를 잘 내면 간장으로, 잘 웃으면 심장으로, 우울해하고 골똘히 생각하면 비장으로, 슬퍼하면 폐로 놀라고, 두려워하면 신장에 영향을 미친다고 본다.

내인은 주로 장부의 기능실조, 기혈불화, 정지울결 및 이로 인해 발생한 풍, 화, 어, 담 등의 병리산물이다. 곧 풍, 화 ·화 ·담, 어 등은 기가 허한 틈을 타고 뒤엉켜 병을 일으키는데, 경락을 뚫고 들어가면

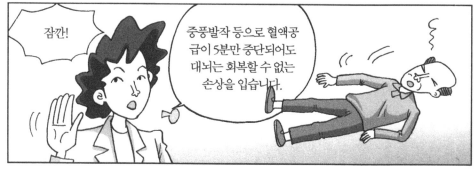

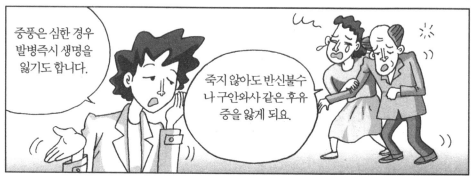

반신불수, 청규를 가로막으면 졸도, 인사불성 등의 증상을 일으킨다. 특히 정지울결이 초래하는 정지실조에서 정지란 희, 노, 우, 사, 비, 공, 경의 칠정을 말한다. 칠정은 인체가 객관적인 사물에 대해 나타내는 각종 반응으로 정상적인 정황에서는 병인이 되지 않는다. 돌발적이고 강력하거나 장기간에 걸친 정신자극은 인체의 정상적인 생리조절기능의 소실, 장기간에 걸친 정신적 긴장이나 과도한 사려, 정지울결 등에 의해 장부기능이 실조되고 기가 문란해지며 기혈이 실조되어 동맥경화, 혈압의 지속적인 상승 야기, 심하면 졸도, 반신불수, 구안와사, 언어장애 등의 증상이 나타난다. 칠정 중에서도 근

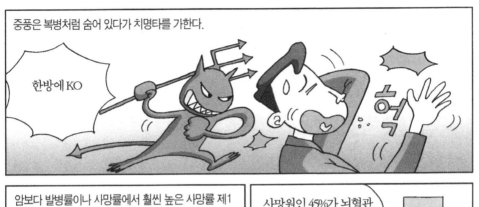

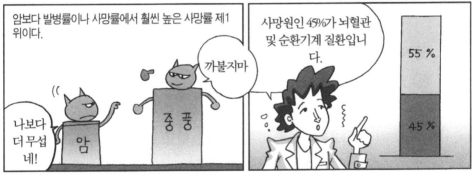

심, 사려, 노여움은 가장 중요한 발병요인이다. 지나친 사려 등으로 인해 정신이 과도하게 피로해지면 심계, 건망증, 어지럼증, 귀울림, 불면에 꿈이 많은 증상이 발생한다. 간화치성, 음허항양, 담습옹색, 간풍내동, 음양양허 등은 정신적 발병요인이다.

체질과 생활요인

중풍의 발생 요인으로 생활과 가장 밀접한 의식주를 포함하여 노동과 개인적 체질, 성생활 등에서 그 원인을 찾아 볼 수 있다. 구체적으로 음식, 피곤, 외상, 중독, 유전 등에 의한 것과, 환경과 기후의 변화 등에 의한 불내외인에서 음식부절은 과식이나 폭식 등 음식의 섭취가 무절제한 경우와 편식, 달고 기름진 음식의 과도한 섭취 등으로 구분한다. 중풍은 계절과 기후의 변화와 관계가 많다. 겨울에 갑자기 기온이 내려가거나 춥던 날씨가 풀리는 초봄에 많은 발병을 보이는 것이 그 예이다.

중풍의 주요 위험인자

한의학에 따르면 중풍은 몸 안의 나쁜 기운인 내인에 의해 주로 발병한다. 특히 그중에서도 주요 인자를 풍, 화, 기허, 혈허, 습담, 어혈 등 다섯 가지로 나누어볼 수 있다. 이러한 원인들은 나타나는 증상들에 의해 알 수 있는 데 이를 하나의 증후군으로 인식한다. 말하자면 풍은 질병의 원인이 되기도 하고 진담명이 되기도 한다.

① 풍의 위험

풍은 일반적으로 두 가지로 분류된다. 기후변화나 계절적 환경 등에 적응하지 못하여 발생하는 외풍과 감정의 변화 또는 섭생의 부주의로 일어나는 내풍이 있다. 중풍에서 풍은 주로 내풍만을 뜻한다. 변화가 빠르고 갑작스러우며, 병의 변화가 상부에 나타나고, 중풍에서 나타나는 초기증상은 화와 함께 작용한다. 이는 기후변화나 계절적, 환경적 요인과 연관이 있는데, 중풍의 소인이 있는 사람이 심한 풍한냉기와 맞닥뜨리면 중풍이 쉽게 일어난다. 추운 겨울에 중풍 환자가 많은 것도 이러한 이유이다.

② 화의 성질

중풍의 원인으로서의 화는 과다한 정신적 스트레스, 지나친 긴장 등에 의해 심화가 성해짐으로써 발열성 질환으로 몸 안의 진액이 부족하여 나타나는 것이 있다. 특히 화의 특징은 갑작스러우며, 인체의 진액과 원기를 소모시키고 상승하려는 성질을 가지고 있다. 그리고 체질적으로 양기가 많아서 나타나는 것이 있다. 우리의 몸은 현 상태를 언제나 일정하게 유지하려는 기운인 항상성을 지니고 있다. 화로 인해 이 항상성이 깨어지면 병적인 변화가 초래되는데, 이때 지나친 체온상승과 상열감, 입 마름증, 가슴 답답증, 출혈 등의 증상이 나타난다.

③ 허 상태의 위험

기허와 혈허는 식사를 제때 못하고 일에 몰두해 있거나 장거리 여행으로 인한 심한 피로, 무리한 성관계, 심한 출혈, 땀을 많이 흘린 후의 몸의 상태를 가리킨다. 이러한 원인이나 노년의 기력쇠약은 저항력이 떨어져 쉽게 중풍이 일어날 수 있는 상태이다.

④ 습담

습의 특성은 끈적끈적하고 탁하여 잘 막히는 것이다. 한의학에서는 습한 기운이 담을 만들기 쉽고 담이 모여 열을 생성하며, 이 열로 하여 중풍이 발생한다고 보아 습담을 하나의 병리기전으로 생각하고 있다. 비만한 사람은 중풍이 잘 온다는 한의학에 체질론과도 연관이 있다. 이 체질은 중년 이후 고지혈증 등이 잘 발생해 중풍의 발생률이 높다. 그리고 습이 열과 어울리면 습열이 발생하고, 습열이 많으면 피가 끈적해지며, 이 끈적한 피는 심규, 곧 뇌혈관을 막는다. 습열이 많으면 동맥경화와 뇌혈전으로 중풍이 발생하는데, 이는 서양의학에서 고지혈증으로 밝힌 증세와 같다.

⑤ 혈액순환장애 어혈

어혈이란 혈액이 몸 안의 일정 부위에 멈추어서 생긴 것으로 원기가 허약하거나 외부적 손상, 한사나 열사의 침입으로 혈액의 순환장애로 나타난다. 한의학에서는 이상의 풍, 화, 습, 기허(혈허), 어혈을 중풍의 원인으로 보고 있다. 이들 요소는 원인이면서 또한 결과, 곧 병증이기도 하다.

⑥ 소인과 유인

중풍 발병은 소인에 유인이 합쳐져야 한다. 이때 소인은 발병의 근본으로서 화가 많거나, 습이 많을 때, 허약한 체질, 가족력상 중풍의 유발질환인 고혈압, 당뇨병, 고지혈증, 심장병 등이 있는 경우이다. 유인은 발병 원인으로, 섭생의 부주의, 철정에 의한 내상 등의 스트레스, 무리한 성생활, 기름진 음식의 과다섭취, 흡연, 음주, 피임약의 복용등이다. 이들 소인에 유인이 가해지면 기혈이 막혀 오장의 기능, 특히 심, 간, 신의 기능실조를 초래하고, 이것이 내생풍, 화열, 습담, 어혈, 허로를 나타낸다. 그리고 이들 병인이 복합적으로 작용해 기혈이 폐색되어 중풍이 발생한다.

서양의학과 한의학의 중풍분류

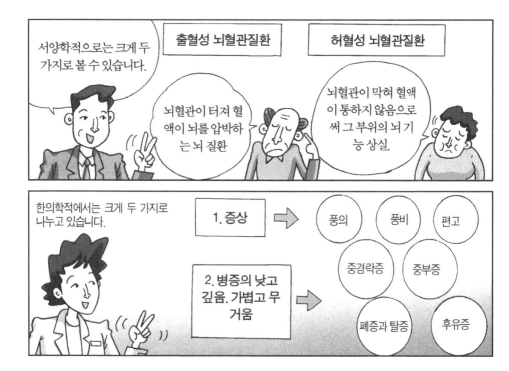

(1) 서양의학에서 본 중풍에 대하여

서양의학에서 중풍은 출혈성 뇌혈관질환과 허혈성 뇌혈관질환으로 구분하고 이에 따라 다른 치료 방법을 선택하고 있다. 먼저 출혈성 뇌혈관질환이란 뇌혈관이 터져 혈액이 뇌를 압박하는 질병으로 주로 고혈압성 뇌출혈을 뜻한다. 뇌혈관이 막혀 혈액이 통하지 않음으로써 그 부위의 뇌기능이 상실되며 주로 뇌혈전 형성, 뇌전색, 일과성 뇌허혈박작 등을 가리킨다.

중풍을 크게 허혈성 중풍과 출혈성 중풍으로 나누는 것은 치료 방

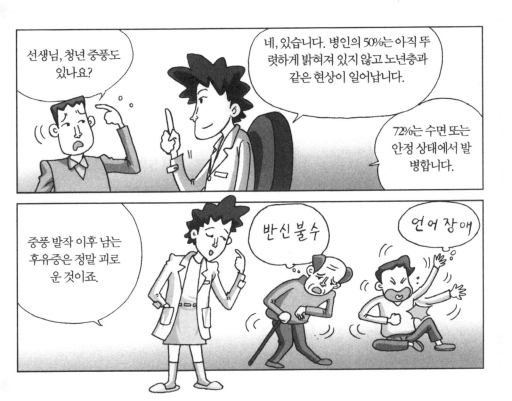

법이 다르기 때문이며 효과적인 치료를 위해 그에 대한 판별은 매우 중요하다. 그러나 중풍이 뇌출혈에 의한 것인지 뇌혈전에 의한 것인지 뇌전색에 의한 것인지 가려내는 일은 전문가로서도 무척 어려운 일이다. 전체적인 중풍 발생에서 보면, 허혈성 중풍으로 일과성 뇌허혈발작의 경우 약 10%, 뇌혈전 형성과 뇌전색에 의한 것이 50%이며, 출혈성 중풍의 뇌출혈에 의한 것이 30%, 지주막하출혈이 10%를 나타나고 있다.

허혈성 중풍의 분류

① 일과성 뇌허혈

'소중풍' 이라고도 불리는 이 일과성 뇌허혈은 뇌의 국소성 혈액순환장애로 발생하고 그 진행이 급격하게 나타난다. 주요병인은 뇌동맥 경화증, 뇌동맥염, 심장병, 뇌혈전 형성 또는 뇌전색의 전조증상 등으로 볼 수 있다. 발작시간은 매번 달라 몇 초, 몇 분 또는 몇 시간에 이른다. 그러나 일반적으로 24시간을 초과하지는 않는다.

증상은 가벼운으로 편마비, 반식감각이상, 실어증, 실명 몇 분 후 회복, 어지럼증, 오심과 구토, 얼굴의 운동감각장애, 시야결손, 구음장애, 복시, 연하장애, 운동실조, 졸도 등이 있다.

② 뇌혈전

혈전 형성으로 혈관이 좁아지거나 막혀 뇌에 공급되는 혈액이 급격하게 부족해지고, 이로 인해 흔히 일부 뇌조직의 괴사, 반신불수, 실어증 등의 급성 또는 아급성 국소병증이 나타난다. 주요 병인은 뇌동맥경화, 고혈압, 뇌동맥염, 직접적 외상 등이다. 이는 중풍에서 가장 흔히 발병되는 것으로, 대부분 노년층에서 나타나며, 50~70세 연령대에서 발병률이 가장 높다. 남성이 여성보다 발병률이 높으며, 급성 뇌혈관질환의 50~60%를 차지한다. 발병은 다른 급성 뇌질환에 비해 완만하며, 몇 분 또는 몇 시간 이내에 최고조에 달한다. 일부는 한나절 또는 1, 2일, 1주일에 걸쳐 증상이 진행되기도 한다.

주요증상으로는 병소 반대쪽의 편마비, 반신감각, 감퇴, 편측시야

결손, 병소가 우성반구에서 발생할 경우에는 운동성 실어, 감각성 실어, 교차성 감각장애, 불안정, 연하곤란, 귀울림, 복시, 운동실조, 딸꾹질, 심한 경우 혼수, 혼미, 의식장애 등이 나타난다.

③ 뇌전색

뇌전색은 고체 , 액체, 기체로 된 이상 물체가 혈액순환을 따라 뇌동맥 또는 경부동맥으로 들어가 혈류를 막음으로써 발생한다. 이 원인을 제거하지 않으면 되풀이해서 나타나는 것이 특징이다. 주 원인으로 심원성, 비심원성, 원인불명의 세 가지를 볼 수 있는 데 임상에서는 심원성 색전의 경우가 가장 많다.

심이첨판 협착과 좌심방확대는 혈류를 방해해 혈액응고와 혈전 형성을 촉진한다. 비심원성 뇌색전으로는 기색전, 지방색전 등이 있다. 발병 연령은 일정하지 않으나 청장년층에 많이 발생하며, 고혈압증, 동맥경화와 관계없이 발병한다. 심장병 경력이 있거나 외상으로 흉부를 다쳤거나 했을 때 일어나기 쉽다. 발병은 신속하고 전조증상은 나타나지 않으며, 절반 가량의 환자에게서 발병시 의식장애를 수반한다. 경증의 경우 의식은 맑고 편마비가 오는데 뇌혈전보다 급속히 발병한다. 실어증이 나타나기도 하는데, 발작시 가장 증상이 심하고 발작 후 점차 호전된다.

주요증상으로는 두통과 어지러움증 불안초조, 정신착란, 운동실조 등이 있다.

출혈성 중풍의 분류

① 뇌실질내출혈

고혈압성 뇌출혈은 사망으로 이어질 수 있는 위험요소다. 이에 대한 원인으로 두 가지로 나누어 설명해볼 수 있다.

첫째, 미세동맥류는 혈압이 갑자기 올라 동맥이 파열됨으로써 야기되는 것을 말한다. 만성 고혈압 환자의 뇌 속을 지나는 소동맥에서는 미세동맥류가 자주 발견된다. 둘째, 지방투명변성 또는 유섬유단백괴사로, 만성고혈압은 뇌 속에 있는 동맥의 내막을 파열시켜 혈관벽의 괴사와 파열을 일으킨다. 이렇게 어느 한 부위의 동맥이 파열, 혈관반응이 잇따라 여러 부위가 파열되면서 출혈이 발생한다. 뇌출혈의 80%는 대뇌에서, 20%는 간뇌와 소뇌에서 발생하며, 50세 전후의 고혈압 환자에게서 흔히 볼 수 있다. 언제나 전조증상 없이 갑자기 발병하며, 몇 분에서 몇 십분 이내에 최고조에 달한다.

주요증상으로는 병소 반대쪽에 편마비, 반신감각장애, 동측성 편측시야결손, 병소가 우성반구에 있을 때는 실어증이, 교차성 마비, 혼미 등의 증상이 있다.

② 지주막하출혈

뇌의 표면혈관 파열로 인한 출혈이 지주막하강으로 흘러들어감으로써 발병한다. 발병요인으로는 선천성 뇌기저동맥류, 뇌혈관기형, 뇌동맥죽종성 경화 등이 가장 흔하게 나타난다. 혈관벽 이상이나 혈액 삼출 또는 혈관벽이 파열되어 지주막하강으로 들어가 뇌두개의 내압을 상승시킴으로서 발생하게 된다.

모든 연령층에서 발병하지만 36~69세의 청장년층에서 80%를 차지한다. 전조증상이 없으면, 감정격동, 극도의 피로, 극렬한 운동, 해소기침, 성행위, 배변 시 발작하기 쉽다. 발작이 급격하여, 극심한 두통, 오심, 구토증상에 얼굴빛이 창백해지며, 식은땀이 흐르고 몇 분 내지 몇 시간 안에 최고조에 이른다. 뇌진탕으로 혼미상태가 발생하거나 뇌간에 영향을 미치면 즉사하기도 한다.

③ 청년중풍

청년 중풍의 발병 원인 중 부분적으로 노년층과 같은 동맥죽종성 경화, 고혈압, 그리고 만성 신염, 임신 등에 의하여 발생한다. 일부 환자들에게서는 발병 전에 소중풍 등의 전조증상이 나타나고, 약 72%는 수면 또는 안정 상태에서 발병한다.

주요증상으로는 갑자기 편마비, 안면마비, 반신감각장애, 실어증 등이 나타난다.

④ 소아허혈성 중풍

인후 부위의 염증, 내이감염, 심근염 등이며, 전조증상이 뚜렷하고, 발병 2~7일 전에 두통, 발열, 구토증상이 나타난다. 발병은 대부분 급성이며, 주요증상으로는 편마비, 교차성 마비, 교차성 감각장애, 연하곤란, 실어증 등이 있다. 예후가 비교적 양호하고 사망하는 경우는 거의 없는데, 일부 환자에게는 지능발당장애가 나타나기도 한다.

(2) 한의학에서 본 중풍에 대하여

한의학에서는 증세와 병증에 따라 중풍을 나누고 있다. 먼저 증세에 따라 풍의, 풍비, 편고, 풍비 등으로 나뉜다. 또한 병증의 낮고 깊음, 가볍고 무거움에 따라 중경락중, 중부증, 중장증, 후유증 등으로 구분하고 있다.

증세를 통한 분류

① 풍의증

연하마비로 설신경과 연하곤란, 구분불수 언어장애를 보인다. 곧 갑자기 정신이 혼미해서 졸도한 뒤 혀가 **뻣뻣**하여 언어가 불능한 상태를 말한다.

② 풍비증

사지운동의 신경마비증으로, 의식을 맑으며, 신체에 전혀 통증이 없는데도 양쪽 팔다리를 쓰지 못하거나 한쪽 팔다리를 쓰지 못한다.

③ 편고증

반신운동의 신경마비로 의식은 맑으며, 근육이 위축되면서 골절통이 온다. 안면신경마비가 함께 올 수도 있다. 위의 풍의 풍비와 함께 풍화로 인한 양에 속하는 진중풍이다.

④ 풍비증
순환계의 기능장애로 인한 마비증으로, 편고증과는 달리 풍 ? 한 ? 습의 합병으로 인한 음에 속해 더욱 위중한 유중풍이다.

병증을 통한 분류

① 중경락증
중락과 중경의 증상을 포괄한다. 임상에서 '중락' 은 피부마비와 구안와사가 주요한 증세이며, 마비는 대부분 반신 또는 한쪽 팔다리에 나타나는 비교적 경미한 증세이다. '중경' 은 반신불수 ? 구안와사 ? 반신마비 ? 언어건삽 등이 주요 증세로 볼 수 있다. 일반적으로 졸도 등의 의식장애는 나타나지 않으며, 중락에 비해 병세가 약간 더 중하다.
'중경락' 의 주요 증세는 지체운동의 장애와 감각장애가 나타난다. 팔다리가 마비되어 무겁고 활동하기 어려우며 머리가 아프다. 또한 어지럽고 말이 잘 안 된다. 심할 때는 반신불수가 되기도 하지만 일반적으로 병증은 가볍다. 중혈맥중이라고도 한다.

② 중부증
의식 장애가 비교적 가볍게 나타나지만 임상에서 '중부' 는 반신불

수, 구안와사, 반신마비, 언어건삽, 의식장애가 주요 증세를 보이게 된다.

③ 중장증

'중장부'의 주요 증세는 의식장애다. 그러나 갑자기 쓰러지면서 사람을 알아보지 못하고 혼수상태에 이르며, 입과 눈이 비뚤어지고 입에서 침이 나오면 아주 위험한 급증이다.

중장부는 다시 폐증과 탈증으로 구분된다. 중장부폐증은 실증으로, 사기가 내부에서 경락 등을 막음로서써 나타나는 증후이다. 의식이 없고, 두 손을 꼭 쥔 상태이며, 어금니를 굳게 다물고, 얼굴빛이 붉게 상기되며, 대소변이 막히거나 체온이 높고 땀이 나지 않는 등의 중한 증세를 보인다. 중장부 탈증은 허증으로, 양기가 외부로 빠져나감으로써 나타나는 증후이다. 의식이 없고, 눈이 감기고 입이 벌어진 채 바싹 바싹 마르며, 숨이 몹시 가쁘고 코를 골며, 손과 팔을 쭉 편 채 늘어뜨린 상태에, 대소변을 지리고, 얼굴빛이 창백하고 식은땀이 나면서 다리가 차고 맥이 매우 약한 등의 중한 증세가 나타난다. 중장부의 폐증과 탈증은 치료방법이 다르므로 주의깊게 구분해야 한다.

④ 후유증

중풍 발작 이후 남는 언어장애, 발신불수 등의 장애를 말한다.

중풍의 증상과 예방

(1) 중풍의 예고 전조증

중풍을 예고하는 전조증은 인체의 비정상적인 현상으로 중풍의 발작전에 일어나기 때문에 이를 파악하여 중풍을 대비할 수 있다. 그러나 이 전조증은 중풍의 발작이 일어나기 전에 반드시 나타나는 증상이 아니다. 어떤 때는 나타나기도 하고 또 어떤 때는 나타나지 않는 규칙적이지 않고 명확하지도 않다. 일시적으로 운동장애나 지각장애, 언어장애가 있거나, 갑자기 경련이 일거나 가슴이 답답할 때, 머리가 무겁거나 목의 뻣뻣함, 빈뇨증상 또는 가벼운 편마비증상, 과거 중풍증상이 나타난 적이 있는 경우 전조증으로 받아들여 대비하는 것이 현명하다.

특히 고혈압증 또는 동맥경화증으로 진단받은 사람이나 살이 찌고 얼굴색이 붉으며 몸에 열이 남다르게 심하고, 계단만 올라가도 숨이 찬 사람이라면 다음과 같은 증상이 나타나면 중풍발작에 대체해야 한다.

▶ 갑자기 심한 두통이 일거나 평소 두통과는 다른 양상으로 두통이 나타난다.

▶ 갑자기 편마비 또는 저린 느낌이 있다.

▶ 눈이 침침한 안몽증상 또는 갑자기 한 쪽 시력이 나빠지고 시야 결손증상이 있다.

▶ 갑작스러운 어지러움이나 귀울림, 청력장애가 생긴다.

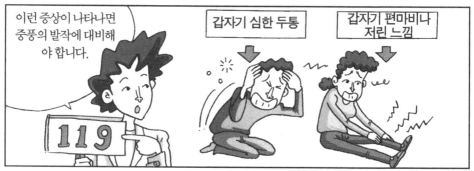

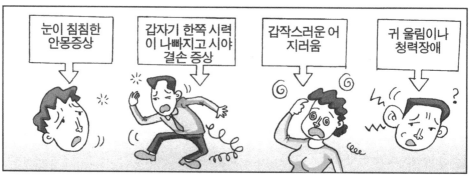

▶ 오심과 구토증이 되풀이되고, 의식장애가 생긴다.

▶ 오한이 일고 가슴이 답답하거나 몸이 후들후들 떨리는 진전증상이 있다.

▶ 말을 잘못하고나 잘못 알아듣고 얼버무리는 언어건삽 증상이 있다.

▶ 고혈압이나 당뇨병 등 중풍유발의 위험인자가 있다.

▶ 중풍과 고혈압의 가족력이 있다.

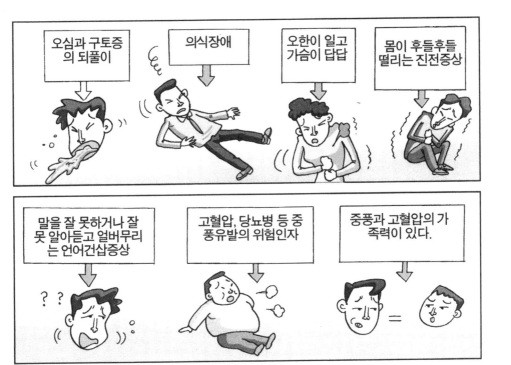

다양한 증상과 진행

중풍의 증상은 발병원인과 부위에 따라 다양하다. 일반적으로 발작에 뒤이어 반신불수, 의식장애, 신경증상, 구안와사 등의 증상을 보이며, 대개의 경우 진행속도도 빨라 몇 시간, 더욱 심하게는 몇 초 동안에 장애가 나타난다.

뇌전색이나 자주막하출혈은 갑작스럽게 시작해서 발작과 동시에 장애 정도가 심화된다. 그에 비해 뇌혈전은 대부분 며칠 동안에 걸쳐 비교적 느리게 진행된다. 그러나 점진적이 아닌 단계적으로 악화되는 양상을 보인다. 그리고 뇌출혈은 몇 분에서 몇 시간에 걸쳐 진행되는 특징을 보인다.

뇌허혈 발작의 경고

뇌허혈 발작은 본격적인 발작 전에 몇 차례 갑작스러운 특정 증상을 보이다가 하루 안에 정상상태로 돌아오는 경우가 있다. 잠깐 동안 눈이 침침하고 잘 안 보이다가 좋아진다거나 한쪽 팔이나 다리에 힘이 빠졌다가 회복되기도 하고, 잠시 말하는 것이 어눌하다가 좋아지기도 한다. 이러한 증상은 일과성 뇌허혈 발작의 경고로 증상이 나타난 후 즉시 전문의의 진단을 받고 그 지시에 따라야 한다.

뇌경색이 뇌 안의 한 군데가 아니고 여기저기 여러 부위에 생기면 인격의 변화는 물론 다발경색치매증, 때로는 뇌동맥경화성 또는 뇌혈관성 치매증이라고 하는 증상이 나타난다.

뇌혈전은 뇌혈관증후군뿐만 아니라 소경색을 보이는 수도 있다. 소경색이란 뇌의 깊은 곳에 생긴 작은 경색으로 기저핵이나 시상, 내포, 대뇌백질, 뇌간 등에 자주 발생한다. 발생 부위에 따라 특정한 증상을 보이는데, 예를 들면 내포에 생기면 지각장애가 없는 반면 편마비를 일으키고 언어장애와 손가락의 움직임이 어려워지는 증상이 나타난다. 대부분의 발작증상은 빨리 그리고 거의 완전히 회복된다. 소경색이 많이 생기면 보행장애는 물론 언어장애와 연하장애 등을 초래하여 치매증상을 보이게 된다.

갑작스럽게 찾아오는 뇌혈전

뇌전색은 심장병이 있는 환자나 심장수술 후 젊은층에서도 잘 생기며, 그 경과가 보다 갑작스럽다. 보통 수초 내지 1분 이내에 증상이 완성되고 약 30%에서는 출혈성 경색을 일으키고, 국소경련 발작을 잘 일으키는 특징이 있다.

빈도면에서 뇌혈전의 중풍의 60~70%가 되는 데 비해 뇌전색은 5% 정도로 매우 드문 편이다. 그밖에 뇌전색의 전형적인 증상은 회혈전과 비슷하다.

출혈 부위에 따른 증상

출혈부위에 따라 나타나는 증상이 다르지만 활동하는 시기인 낮에 주로 발작을 일으켜 급속히 혼미에 따지고, 편마비와 사지마비를 보인다. 초기에는 두통이나 구토 등이 수반되고 50~60대에서 자주 발생한다. 출혈부위에 따른 주요증상은 다음과 같다.

첫째, 피각출혈은 내포보다 바깥쪽의 피각을 중심으로 한 출혈인데, 60%가 이에 해당한다. 미완성 마비와 지각장애, 동측성 반맹, 동공편시 등이 있고 혼수 등의 의식장애를 일으키는 경우도 있다. 왼쪽 대뇌반구에 출혈이 있으면 실어증이 생기고, 그 반대쪽이면 실행증이 있다. 피각출혈의 특징은 지각장애에 비해 편마비가 더 심하게 나타나고 혼수 등 의식장애가 오기 전에 편마비를 보이며, 편마비는 처음 경성이 있다가 이완성으로 바뀐다.

둘째, 시상출혈은 내포의 안쪽인 시상에서 출혈하며 갑자기 혼수에 빠지고 운동마비에 비해 지각마비가 심하다. 특히 심주지각장애가 많고 우위반구의 장애에서는 운동지각이 침해되는 전실어증을 일으키며, 반대쪽인 열위반구 출혈에서는 신체의 반쪽 실인을 보인다. 양측성 시상장애에서는 시상성 치매를 보이기도 한다. 시상출혈이 제3뇌실이나 측뇌실에 천파하면 출혈과의 감별이 곤란할 수도 있다.

셋째, 소뇌출혈은 치상핵을 중심으로 일어나는 경우가 많은데 두통, 구토, 심한 실어증으로 시작된다. 초기에는 의식이 맑다. 소뇌출혈에서의 두통은 시간이 지나면서 심해지는 경향이다. 머리와 목은 턱을 출혈을 일으킨 쪽의 어깨에 대려고 하는 자세를 취하고 눈은 출혈을 일으킨 반대쪽으로 향하는 경우가 많다. 운동마비는 뚜렷하지 않지만 병변측면의 상지에 심한 떨림증이 있다. 그밖에도 상반신의 심한 발한과 언어장애도 보인다.

넷째, 뇌교출혈은 급격하게 혼수에 빠지고 심한 경우 곧 사망한다. 이완성 마비, 바늘구멍만큼 작은 축동, 대광반사소실, 체온이상, 안구의 자동 상하운동과 입을 못 벌리는 증상이 온다.

다섯째, 대뇌반구의 출혈은 그 부위가 전두엽, 두정엽, 측두엽 또는 후두엽 등의 차이에 따라 다양한 증상이 나타나거나 때로는 뚜렷한 증상을 보이지 않을 수도 있다.

여섯째, 뇌실출혈은 원발성인 경우는 드물고 대부분 뇌출혈에 속발하는 2차성인데, 뇌출혈의 뇌실전에 의해서 생긴다. 급속하게 혼수에 빠지고 구토가 빈발하며 때로는 강직성으로 되기도 한다.

동공은 자우부동이거나 산동, 또는 축동 등 변화가 심하다. 뇌출혈의 증상이 급격이 변화하면서 깊은 혼수에 빠지면 속발성 뇌실 출혈을 의심해 보아야 한다.

두통의 경고

발작 하루나 이틀 전 두통과 어지럼증 및 시야가 흐려지는 경우가 있다. 유발요인으로는 고혈압, 정신적 흥분, 성행위, 변비가 있는 사람의 배변, 무거운 짐을 옮길 때 발작이 일어나지만 정상혈압, 안정시와 수면시에 발작이 생기는 경우도 있다. 대부분의 경우 망치로 뒤통수를 얻어맞은 것 같은 격렬한 두통으로 발작이 시작되는데 의식장애와 경부통, 어지럼증, 구토를 수반하고 경련이나 중등도의 발열이 있다.

의식장애는 일시적이고 때로는 의식장애 없이 가벼운 두통만을 호소하는 경우도 있다.

지주막하출혈에서의 두통은 처음에는 격렬하다가 점차 가벼워진다. 그러나 수동적으로 몸의 위치를 바꾸면 심한 두통을 호소하는 수도 있다. 급성기 1, 2주내에 재출혈하는 수도 많고 뇌혈관이 연축을 일으켜 뇌결손증상이 나타나는 수도 있으므로 절대 안정이 필요하다.

(2) 중풍의 5대 증상

중풍의 주요한 증세는 반신불수, 반심마목, 구안와사, 언어건삽, 신지불청을 들 수 있다. 중풍이 발생할 때 갑작스런 정신혼미, 반신불수 증상이 먼저 나타나면 대부분 병세가 위중하고 예후가 나쁘다. 이 경우는 대부분 출혈성 중풍으로 중증에 속한다. 만약 환자에게 언제나 어지럼증, 반신마비 등의 초기증상이 나타난 뒤 발병하여 구안와사, 반신불수 등의 증상이 나타나면 병세가 비교적 가볍고 예후도 좋다. 이 경우는 거의가 허혈성 중풍에 속한다. 중풍의 주요 증상을 설명하면 다음과 같다.

운동장애 발생과 반신불수
중풍을 판단 할 수 있는 증상 중 가장 많이 나타나는 것은 한쪽 팔 또는 다리의 운동장애다. 가벼운 증상의 경우 근력이 약해지거나 아직 움직일 수는 있고, 중증일 경우 한쪽 지체의 운동능력이 완전히 상실되며 각종 자극을 가해도 움직이지 않는다. 반신불수 환자는 비록 팔다리를 구부리고 펼 수는 있더라도 손가락이나 발가락의 기능 장애가 있고 활동이 곤란하며, 수족, 어깨, 목의 근력이 약화된다.
팔다리의 마비증세는 나타나지 않았을지라도 몸의 균형을 잡지 못하거나 걷지 못하고, 손이 떨려 물건을 잡지 못하는 증상이 나타나기도 한다.

운동신경은 대뇌에서 내려오다가 연수에서 자우가 교체되기 때문에 한쪽 뇌에 이상이 생기면 반대쪽에 마비가 온다. 그래서 오른쪽 뇌에 손상이 있으면 왼쪽 팔다리에 마비증상이 나타나고, 왼쪽 뇌에 손상이 생기면 오른쪽 팔다리가 마비된다. 아주 드물게 예외적으로 손상된 뇌 쪽과 같은 쪽에 반신불수가 나타나기도 하고, 경우에 따라서는 온몸, 곧 양쪽 팔다리 모두를 쓰지 못할 수도 있다. 그리고 언어장애가 함께 오기도 한다.

반신불수는 발병부위와 손상 정도에 따라 완전히 치료되기도 하고, 어느 정도 장애가 남기도 한다. 장애가 남는 경우는 처음부터 근육이 뻣뻣하거나 힘이 들어가 있는데, 적극적인 치료를 받으면서 환자 스스로 의지력을 발휘해 치료에 최선을 다해야 한다. 어느 한쪽이 마비되었을 대는 건강한 쪽의 능력을 최대한 발휘해서 장애를 극복할 수 있도록 해야 한다.

말초성 안면마비와 중추성 안면마비

중풍으로 인한 중추성 안면마비는 잘 치료되지 않는 반면, 말초성인 단순 안면마비는 3~4주의 치료로 85%, 6주 이상이면 92% 이상 치료된다.

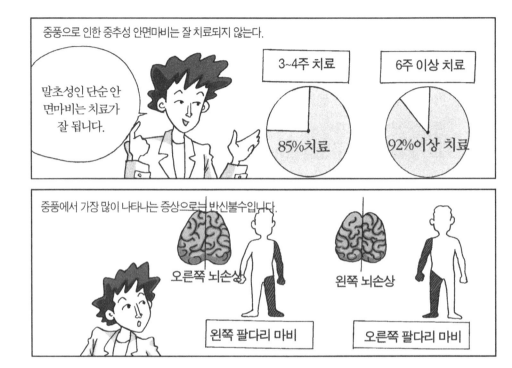

감각장애의 발생 반신마목

마목이란 통증이나 가려움을 깨닫지 못하는 증상으로 한쪽 팔다리에 감각장애가 발생한다. '마' 란 아프지도 가렵지도 않고 살갗에 벌레가 기어 다니는 듯한 감각이고, 눌러도 그치지 않고 긁으면 더욱 심해진다. '목' 이란 통증이나 가려움을 자각하지 못하고 누르거나 꼬집어도 감각이 없는 증상이다. 촉각과 통각이 지나치게 민감하거나 둔해진다.

감각신경도 운동신경과 마찬가지로 좌우가 교차하므로 오른쪽 뇌에 이상이 있으면 왼쪽 얼굴, 몸통, 팔다리의 감각에 이상이 생긴다.

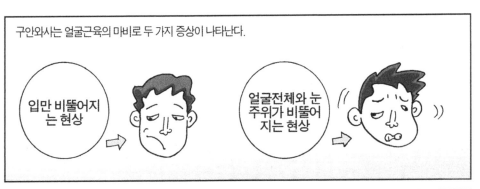

구안와사는 얼굴근육의 마비로 두 가지 증상이 나타난다.

입만 비뚤어지는 현상

얼굴전체와 눈 주위가 비뚤어지는 현상

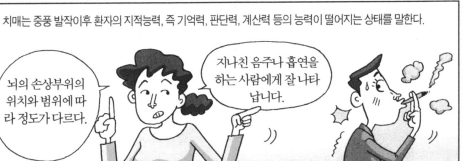

치매는 중풍 발작이후 환자의 지적능력, 즉 기억력, 판단력, 계산력 등의 능력이 떨어지는 상태를 말한다.

뇌의 손상부위의 위치와 범위에 따라 정도가 다르다.

지나친 음주나 흡연을 하는 사람에게 잘 나타납니다.

마목을 검사하는 방법은 손으로 꼬집거나 침으로 가볍게 찔러 팔다리의 좌우측을 주의깊게 관찰한다. 임상에서 한쪽 팔다리에서 마목 증상이 나타나는 것은 대부분 중풍의 전조증상으로, 그리고 후유증으로 많이 나타나는데, 뇌혈관의 병변 부위에 따라 발병 직후 바로 오는 경우도 있다. 오랜 시간에 걸쳐 서서히 사라지거나 가벼워진다. 치료를 시작한 후 곧 변화가 없다고 실망해서는 안 된다.

얼굴 근육마비와 언어장애 발생

구안와사는 얼굴 근육의 마비로서, 반신불수와 반신마목이 함께 나타날 때는 이를 중풍편고라고 한다. 구안와사증상은 두 가지로 나타나는데, 하나는 입만 비뚤어지는 증상이며, 다른 하나는 얼굴 전체와 눈 주위가 비뚤어지는 증상이다.

이때의 구안와사증은 말초성 안면마비인 단순 안면마비와는 달리 중추성 안면마비는 대부분 반신불수와 함께 오며, 마비된 쪽에 나타난다. 안면신경이 마비되면 마비된 쪽의 반대편인 건측으로 입이 돌아가고, 마비된 쪽, 곧 환측 눈은 잘 감기지 않는다.

간혹 중풍 발작으로 갑자기 말을 못하게 되는 경우가 있다. 이러한 언어장애는 병의 경중에 따라 다양하다. 발음이 잘되지 않는 경우와, 전혀 의미가 없는 말을 하는 두 가지 경우로 구분할 수 있다. 언어장애에 대한 치료는 다른 장애에 비해 치료기간이 길어 꾸준하게 치료해야 한다.

언어건삽은 언어장애증상으로, 혀의 움직임이 활발하지 않아 일어나며, 구어장애 또는 운동성 실어증에 해당한다. 가벼운 경우는 환자의 말이 엉키는데 환자 자신은 똑바로 표현하려 하지만 말이 뚜렷하지 않다. 심할 경우에는 언어기능을 완전히 상실하게 된다. 주로 중풍의 회복기 또는 후유증기에 나타나는 증세이다.

언어장애는 대부분 왼쪽 대뇌반구의 이상에 의해 일어나는 현상이다. 오른손잡이의 90%, 왼손잡이의 70%가 왼쪽 대뇌에 언어중추가 있기 때문이다. 따라서 언어장애는 오른쪽 반신불수와 함께 오는 경우가 많으며, 상대적으로 왼쪽 반신불수일때는 언어장애가 적게 나타난다. 나타난다고 하더라도 가벼운 증세이다. 언어장애가 나타나는 것은 입술이나 혀에 문제가 있는 것이 아니라, 언어를 담당하는 뇌조직의 손상 때문이다. 따라서 지속적으로 치료를 하면 웬만한 정도가지는 회복이 가능하다.

언어장애와는 달리 말은 할 수 있으나, 입술이나 혀가 제대로 움직이지 않으므로 정확한 발음을 구사할 수 없다.

의식장애와 각종 증상

신지불청은 의식장애의 일종으로, 정신혼미, 인사불성 혼미, 혼수 등 각종 증상으로 나타난다.

중풍이 갑자기 발생했을 때 상태가 가벼운 환자들은 의식이나 정신장애가 없는 편이다. 중풍의 정도가 심하거나 뇌간에 장애가 있을 경우 대부분 의식장애가 나타난다. 의식장애는 네 단계로 분류한다. 첫째, 의식이 맑은 상태. 둘째, 큰소리로 부르면 눈을 떴다가 다시 잠만 자는 경우. 셋째, 큰소리로 불러도 깨어나지 않고 유두부위를 꼬집어야만 반응을 보이는 경우. 넷째, 강한 자극에도 반응을 보이지 않는 혼수상태, 첫째와 둘째 증상은 중풍의 초기증상에 나타날 수 있으며, 대부분의 경우 곧 회복된다. 그러나 혼수상태를 수반하는 의식장애는 상태가 위중하므로 서둘러 전문의의 조치를 받아야 한다.

중풍이 심하게 오거나 중풍이 여러 번 반복되는 경우에는 기억력, 판단력, 계산력, 지각력, 감정조절 등의 정신상태에 이상이 오기도 한다. 경우에 따라서는 그냥 웃기만 하거나 울기만 하며, 평소 인격은 사라지고 유치원생처럼 행동하는 등 다른 사람이 된다.

인정을 취하지 못하면 답답해하고 잠을 이루지 못하는 경우가 많다. 심할 때는 치매상태가 되는데, 특별한 치료방법이 없으며, 예후가 좋지 않으므로 주의해야 한다. 대부분 중풍에 걸리는 사람은 장년, 노년이기 때문에 집안에서 의사 결정권을 가지고 있다. 그러나 이미 정신장애를 수반하는 환자가 되어서도 계속해서 주도권을 갖게 된다면 집안에 문제가 발생할 수밖에 없다. 치료를 거부하거나 막무가내로 퇴원을 요청하기도 하는데, 이러한 정신적 장애가 발생했을 때는 환자의 의견을 무시하고 보호자들이 현명한 판단을 내려야 한다.

두통 및 구토증상의 위험

중풍 초기에 두통이 심하고 반복적이고 반사적인 구토증상이 있으면서 의식장애가 있는 경우에는 병세가 위중할 수 있으므로, 서둘러 전문의의 치료를 받도록 한다. 이것은 고혈압으로 인하여 뇌압이 갑자기 높아져 생기는 증상으로 뇌경색보다 뇌출혈일 때 많이 나타난다. 특히 지주막하출혈일 때는 그 정도가 심하다. 이러한 증상은 뇌종양일 때도 나타날 수 있다.

한쪽 머리에 통증이 있는 편두통은 뇌혈관의 수축 때문인데, 젊은 여성이 편두통을 앓는 경우, 중풍의 발생률이 편두통을 앓지 않는 사람에 비해 훨씬 높다. 특히 편두통 환자 가운데 두통이 나타나기 전에 눈이 잘 안 보이고, 구토를 하는 등 편두통을 예고하는 증상이 있거나 신경학적 이상이 함께 올 때는 중풍의 발작위험이 더욱 높다.

어지럼증 증상

어지럼증은 뇌간으로 가는 혈액공급이 부족할 때 나타나는 증상으로 주위의 물체가 도는 것 같거나 술에 취한 듯한 느낌을 가지게 된다. 심할 때는 메스껍고 토하기까지 하며, 몸의 균형을 잡지 못한다.

혈전에 의해 일시적으로 뇌혈관을 막아 생기는 일과성 허혈일 때도 수족마비증세와 함께 어지럼증이 나타날 수 있다. 이 경우, 곧 증세가 좋아졌다고 해도 머지않아 중풍 발작이 일어날 확률이 높으므로, 전문의를 찾아 정확한 진단을 받아야 한다.

속귀의 질환 때문에 생기는 어지럼증과 구별하기 어려울 때도 있지만, 중풍 환자에게서는 운동 및 감각마비 등의 신경학적 이상을 동반하는 경우가 많으므로 자세히 진찰받도록 한다.

시력이상 및 복시현상

우리가 물체를 보는 것은 눈의 시신경을 통하여 대뇌의 후두엽에 자극이 전달됨으로써 가능하게 된다. 중풍 발생으로 후두엽이 파괴

되거나 시각자극이 전달되는 통로가 일부 또는 전부 차단되면 시야 결손이 생겨서 오른쪽 반이나 왼쪽 반을 볼 수 없게 된다. 만일 망막으로 가는 혈류에 이상이 일어나면 한쪽 눈의 시력을 상실할 수도 있다.

또한 복시현상이란 뇌간에 경색증이 일어났을 때 나타나는 증상으로, 한 물체가 둘 또는 그 이상으로 겹쳐 보이는 현상을 말한다. 이 증상은 눈동자를 움직이는 신경에 이상이 생겨 양쪽 눈의 축이 맞지 않음으로써 한 물체를 볼 때 양쪽 망막의 서로 다른 부위에 상이 맺힌 결과 나타난다.

사례와 기침의 경고 연하장애

중풍 초기에 물이나 음식을 삼키면 사례가 들려 기침을 하는 경우는 흔하다. 이는 팔다리의 마비와 마찬가지로 삼키는 데 관여하는 뇌조직의 병변 때문에 일어나는 현상이다. 연하장애는 병소가 넓은 부위에 걸쳐 퍼져 있거나 뇌간에 경색증이 발생했을 때 나타난다. 이때 음식물 등을 무리하게 삼키면 식도록 넘어가지 않고 기관지로 들어가 흡입성 폐렴을 일으킬 수 있다. 폐렴이 합병될 때는 치료가 쉽지 않고 사망에 이를 수도 있으므로, 의사의 지시에 따라 레빈 튜브(L-tube)를 사용하도록 한다.

불균형 운동실조증

중풍 발작으로 소뇌 또는 뇌간에 이상이 발생했을 때 일어나는 중상으로, 팔다리의 힘은 정상적이지만, 균형을 잡지 못하여 마치 술취한 사람처럼 비틀거리거나 쓰러질 듯한 모습을 보인다. 이 증상에는 단추를 채우는 것과 같은 미세한 움직임을 잘 하지 못하는 증상이 동반되기도 한다.

음주와 흡연, 그리고 치매

중풍 발작 이후 환자의 지적 능력, 곧 기억력, 판단력, 계산력 등의 능력이 떨어지는 상태를 말한다. 이 증상은 뇌에 비교적 큰 손상을 입거나 또는 작더라도 반복적으로 손상을 입을 때 나타나는 것으로, 손상 부위의 위치와 범위에 따라 그 정도가 다르다. 평소 지나친 음주나 흡연을 하는 사람에게 잘 나타난다.

대소변의 조절장애

중풍 초기에는 심한 변비 또는 마비성 장폐색으로 대변이 잘 나오지 않는다. 정상인도 움직이지 않고 가만히 누워 있으면 변비가 생기는데, 마비성 질환을 앓는 환자에게는 변비가 더 많을 수밖에 없다. 5일 이상 대변을 보지 못할 때는 관장을 하거나 변비 치료약을 투여해야 한다. 변비를 방치한다면 합병증이나 혈압상승을 일으킬 수 있다.

변비와 함께 방광신경의 실조로 인하여 소변이 나오지 않는 '소변불통'의 배뇨장애가 발생하기도 한다. 그래서 최소한 하루 2회 이상 도뇨관을 삽입하여 소변을 뽑아내야 한다. 배뇨장애로는 소변불통 외에 소변이 모르는 사이에 흘러나오는 '소변유실', 중풍 후유증의 하나인 소변을 자주 보는 '소변빈삭', 소변이 조금씩 흘러나오는 '소변실금' 등의 증상이 나타나기도 한다.

중풍의 진단과 합병증

중풍 환자의 검사와 진단

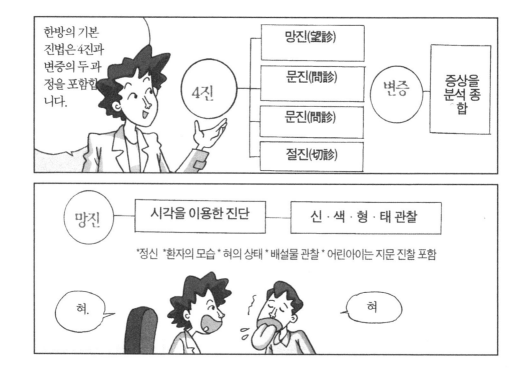

(1) 한의학 진찰법

정확한 조기진단은 질병을 성공적으로 치료할 수 있는 토대이다. 중풍의 임상진단은 증상의 발병형식, 발병자의 연령, 발병의 요인, 전조증상 등에 근거하고, 이것을 병력 및, 각종 검사와 결합해 정확한 진단을 내려야 한다. 먼저 병을 진찰하는데 필요한 한의학의 진

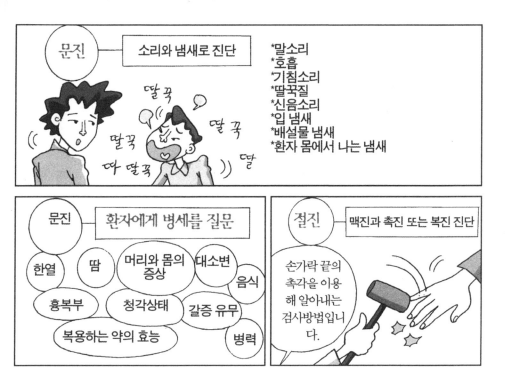

4진(四診)과 변증(辨證)의 과정

한방의 기본 진법은 4진(四診)과 변증(辨證)의 두 과정을 포함한다. 4진이란 망진(望診), 문진(問診), 문진(聞診), 절진(切診) 등의 방법을 이용해 병세의 객관적인 증상을 수집하는 것이고, 변증은 이들 증상들에 대해 분석하고 종합하는 과정이다. 이 두 과정이 서로 긴밀하게 이루어져야만 정확한 진단을 내릴 수 있다. 4진은 반드시 결합하여 활용하고 서로 참조해야만 비로소 전면적으로 병세를 이해할 수 있으며, 변증과 치료에 충분한 근거를 제공할 수 있다.

시각을 통한 관찰 망진(望診)

시각을 통해 환자의 신(神), 색(色), 형(形), 태(態) 등을 관찰하는 방법으로, 한의학에서는 환자의 신, 색, 형, 태의 관찰을 통해 전체적인 병변을 알 수 있다고 본다. '신'이란 정신을 가리키는데, 이는 우리 몸의 생명 활동을 구현하는 것으로, 예로부터 질병을 진단할 때 신의 관찰을 매우 중요하게 여겼다. 시각을 이용한 망진은 환자의 모습, 혀의 상태, 대소변과 기타 배설물 및 신색(神色) 등을 관찰하며, 어린아이에 대해서는 지문(指紋) 진찰이 포함된다.

소리와 냄새를 통한 문진(聞診)

소리를 듣는 것과 냄새를 맡는 것을 포괄하는 진단법이다. 주로 환자의 말소리, 호흡, 기침소리, 딸꾹질, 신음소리 등을 들어보고, 입 냄새, 배설물의 냄새, 환자의 몸에서 나는 냄새를 맡아보아 판단한다.

맥(脈)을 이용한 절진(切診)

손가락 끝의 촉각을 이용해 환자의 일정 부위를 짚거나 눌러보아 알아내는 검사방법으로 맥진(脈診)과 촉진(觸診) 또는 복진(腹診)의 두 부분으로 나누어진다. 맥진은 보통 환자의 완관절(腕關節) 뒤의 요골(腰骨)동맥이 박동하는 부위를 짚는데 질병의 위치, 성질, 그리고 질병의 진퇴와 예후를 판별해낼 수 있다.

일반적으로 맥은 가볍게 만져도 맥박을 느낄 수 있는 것을 부맥(浮

脈), 약간 눌러보지 않고는 맥박을 느끼지 못하는 맥을 침맥(沈脈), 한 번 숨 쉴 때 비교적 늦은 맥을 지맥(遲脈)이라고 한다. 그리고 한 번 숨 쉴 때 빠르게 뛰는 맥을 삭맥(數脈), 맥박이 부드럽게 뛰는 맥을 활맥(滑脈), 맥박이 막히고 끊기는 느낌이 있는 맥을 삽맥(澁脈)이라고 한다.

서양의학에서 보통 성인 남자의 맥은 1분에 65~85회이며, 여자는 남자보다 조금 많다. 노인의 경우는 1분에 55~85회이다. 촉진은 곧 복진은 간단하고도 직관적이며 실용적이어서 중풍에 대한 독특한 진단가치를 지니는 진단법이다. 촉진은 화자의 피부와 흉복부 및 통증부위를 눌러보거나 짚어보아 몸속에 생긴 종양의 형태와 크기 및 움직임 정도를 추측한다. 병소의 깊고 얕음을 관찰하는 촉진은 환자가 마비를 호소하는 곳이 지체기능검사 결과 뚜렷한 이상이 없을 때 등의 경우에 특히 유용하다.

환자를 눕혀 두 손을 몸체와 평행되게 하고 두 다리는 바닥과 45°가 되게 한다. 약 30초쯤 되어 한쪽 다리가 힘없이 내려가면 전신마비, 반신불수, 구안와사 등의 증상이라고 볼 수 있다. 환자에게 반신불수증상이 나타났을 때 환자를 눕혀 두 다리를 펴도록 하고 위에서 양측 복부근육을 눌러 장력(張力) 및 반응에 큰 차이가 있으면 중풍이 중하고, 차이가 크지 않거나 적으면 아직 증상이 경한 편이라고 할 수 있다.

질문을 통한 문진(問診)

 환자가 호소하는 병세를 듣는 동시에 환자 또는 보호자로부터 환자의 통증 부위, 발병시간과 원인, 경과, 생활습관 등과 좋아하는 음식, 환자의 생각, 가정, 경력, 병력 등 질병과 유관한 사람들을 질문한다. 이는 병세와 병력을 전면적으로 알 수 있는 중요한 방법이다. 대부분의 중풍 환자는 주로 다음과 같은 호소를 한다.

 첫째, 갑자기 의식이 없어졌다.

 둘째, 갑자기 말이 어둔해졌다.

 셋째, 한쪽 손이 잘 움직이지 않는다.

 넷째, 일시적으로 한쪽 눈이 잘 보이지 않는다.

 다섯째, 몸의 반쪽이 남의 살처럼 감각이 없다.

 여섯째, 음식을 잘 삼키지 못한다.

 주로 출혈성 중풍은 활동 중 또는 감정이 격양된 상태에서 많이 나타나고, 빠른 시간 내에 급속히 진행하는 것이 특징이다. 허혈성 중풍은 휴식 중 또는 잠자는 상태에서 많이 나타나며, 증세가 단계적으로 서서히 진행하는 양상을 보인다. 혈전에 의한 중풍은 동맥경화증에 의한 허혈성 중풍보다 더 급성 결과를 보인다.

 중풍은 선행원인 없이 오는 경우는 극히 드물고 대부분이 고혈압이나 당뇨병, 동맥경화증, 심장병 등의 합병증으로 오는 경우가 많기 때문에 환자의 병력에 대한 정확한 문진이 중요하다. 평소 고혈압이나 당뇨병이 있던 환자가 이에 대한 적절한 치료를 받지 않고 있다가 중풍 발작을 일으켰다면 먼저 선행원인을 생각해 보아야 한다.

(2) 진단과 예방

중풍의 진단은 일반적으로 전형적인 임상증상, 발병형식, 연령, 발병요인, 전조증상 등을 근거해 분석, 정리, 종합하는 것인데, 필요한 검사를 거쳐야만 정확하게 진단할 수 있다. 따라서 중풍을 정확하게 치료하고 효과적으로 예방하는 것이 진단의 목적이다. 적절한 진단은 치료, 예후, 예방의 기본이다. 이를 위한 한의학의 진단법이 변증논치(辯證論治)와 변증시치(辯證施治)이다. 곧 진단방법을 운용하여 환자의 복잡한 증상을 분석, 종합함으로써 어떤 성질의 증후인가를 판단하는 것이 '변증'이고, 이 변증에 근거하여 치료방법을 확정하는 것이 '시치'이다.

진단 시 주요한 점을 정리하면 다음과 같다.

첫째, 병명 진단으로, 이는 중풍 또는 졸중〔卒中 : 내졸중(內卒中)〕으로 한다.

둘째, 중풍은 의식장애, 반신불수, 반신마비, 구안와사, 언어건삽 등의 특정한 임상증상을 가지고 있다. 병이 가벼우면 어지럼증, 반신불수, 구안와사 등의 증상만 나타난다.

셋째, 중풍은 발병이 갑작스럽고 증상이 복잡하다.

넷째, 중풍은 대부분 중년 이상의 연령층에서 발생하는데, 특히 노년기에 많이 발생한다. 최근 중풍의 발생연령이 점차 낮아져, 30~40세의 환자도 적지 않으며, 어린아이의 경우도 있다. 그러나 50~70세

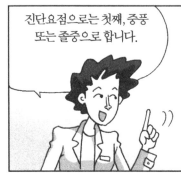

진단요점으로는 첫째, 중풍
또는 졸중으로 합니다.

둘째 : 의식장애, 반신불수, 반신마비, 구안와사, 언어건삽 등의 증상
셋째 : 발병이 갑작스럽고 증상 복잡.
넷째 : 50~70세 발병률이 60%이상 차지.
다섯째 : 어지러움, 지체마비, 사지 떨림 등의 전조증상이 나타난다.

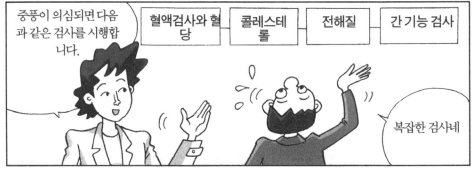

중풍이 의심되면 다음
과 같은 검사를 시행합
니다.

혈액검사와 혈당	콜레스테롤	전해질	간 기능 검사

복잡한 검사네

연령군의 발병률이 가장 높아 전체 환자의 60% 이상을 차지한다.

다섯째, 중풍은 발병 전에 여러 전조증상이 나타난다. 어지러움증,
지체마비, 사지가 떨리는 것 등은 중풍의 일반적인 전조증상이다.

필수적 검사와 신체검사

중풍 환자의 혈압, 맥박 측정은 필수적이다. 이를 통해 고혈압 유무,
부정맥 여부를 간접적으로 확인할 수 있다. 중풍의 진단에 필요한
검사는 신경학적 검사와 이학적 검사가 있다.

신경학적 검사란 환자의 의식 상태와 뇌신경의 기능장애 유무, 마

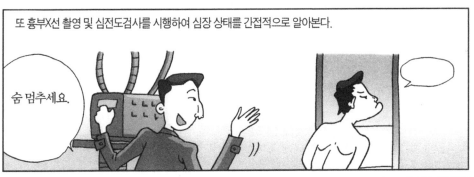

또 흉부X선 촬영 및 심전도검사를 시행하여 심장 상태를 간접적으로 알아본다.

숨 멈추세요.

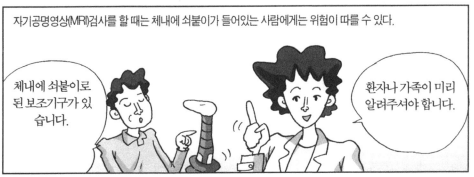

자기공명영상(MRI)검사를 할 때는 체내에 쇠붙이가 들어있는 사람에게는 위험이 따를 수 있다.

체내에 쇠붙이로 된 보조기구가 있습니다.

환자나 가족이 미리 알려주셔야 합니다.

비, 감각의 이상 유무, 건반사 상태 등을 관찰하여 병변이 뇌의 어느 부위에 위치하고 있는지를 확인하는 검사방법이다. 일단 중풍이 의심되면 고혈압, 당뇨병, 동맥경화증, 고지혈증에 필요한 검사인 혈액검사와 혈당, 콜레스테롤, 전해질, 간 기능 검사를 시행한다. 또 흉부 X선 촬영 및 심전도검사를 시행하여 심장상태를 간접적으로 알아본다.

 또한 신체적 검사는 환자의 입원시 체온, 맥박, 호흡, 혈압 등의 검사를 통하여 중풍을 진단하는 중요한 근거로 작용한다. 이에 대한 자세한 진단 설명은 다음과 같다.

첫째, 체온검사로 일반적으로 만성 뇌혈관질환에서는 체온의 변화가 없으나 급성 뇌혈관질환에서는 체온상승을 수반하는 사례가 많다. 뇌출혈, 지주막하출혈 및 기타 뇌혈관질환이 합병되었을 때 체온 37.6~38.5℃ 정도의 발열이 있다. 그리고 뇌교출혈이나 시상하부가 손상되었을 때는 40℃가 넘는 고열이 발생하며, 이는 '중추성 고열'이라고 하여 병세가 위독한 징후로, 이에 대한 적절한 조처가 시급하다.

둘째, 맥박검사로, 뇌혈관질환이 심할 때는 맥박에 전형적인 변화가 나타난다. 뇌출혈이 발생할 때에는 맥박이 힘 있게 뛴다. 맥박이 1분에 105회를 초과할 때는 예후가 좋지 않다. 뇌간출혈, 뇌실출혈, 합병감염, 순환부전 때에는 맥박이 빨라진다.

셋째, 호흡검사이다. 뇌혈관질환, 특히 뇌혈관에 충격이 발생할 때 호흡에 중대한 영향을 미친다. 병변이 호흡중추에 영향을 미치면 호흡정지 등의 호흡장애가 발생하고, 뇌출혈이 발생하면 숨이 차면서 목구멍에서 가래 끓는 소리가 나는 전형적인 천명성(喘鳴性) 호흡증이 나타난다.

넷째, 혈압측정으로, 임상에서는 이를 통해 질병을 진단한다. 예를 들어 출혈성 뇌혈관질환이 발생하면 대부분 혈압이 상승하며, 허혈성 뇌혈관질환이 발생하면 혈압은 정상 또는 낮아진다. 고혈압증이 있는 사람은 혈압측정을 일상화함으로써 혈압의 변화를 동태적으로 관찰해야 한다.

안면마비 증세

안면 마비 증세란 각이 비뚤어지는 것은 안면신경의 마비로, 설체(舌體)가 비뚤어지는 것은 설하 신경의 마비로 인한 증상이다. 검사할 때는 양측 얼굴의 대칭 여부, 치우친 쪽의 근육위축 또는 경련 유무의 관찰, 환자에게 이마나 눈썹을 찌푸리게, 눈을 감게, 이빨을 보이게 하는 등의 수의동작을 하도록 한다. 중추성 안면마비는 반신불수의 일부분으로 눈꺼풀 아래의 근육마비, 인중이 좁아지고 구각이 아래로 쳐지며, 이빨을 드러낼 때 구각이 건측으로 기운다. 단 이마를 찌푸리거나 눈을 감는 등 눈꺼풀 윗 부위의 수의동작은 정상에 속한다. 이는 대뇌중풍에서 나타나는 증상이다. 뇌간중풍 환자의 경우 병소 쪽에 말초성 안면마비, 반대쪽에는 중추성 지체마비가 발생하는데, 이는 안면 전체의 근육마비를 초래한다.

설제 관찰에서는 환자가 입을 벌렸을 때 입 안에서 혀가 위치한 부위와 설근의 위축과 떨림 여부에 주의한다. 혀를 펴도록 하여 혀끝이 기울었는지의 여부를 판단한다. 현 쪽의 설하 신경에 말초성 마비가 발생하면 설근위축과 경련이 일어난다. 한쪽 설하 신경에 중추성 마비가 발생했을 때는 혀를 펼 때 병소 쪽에서 건측으로 기울고, 위축이나 경련은 일어나지 않는다. 이 역시 중풍의 반신불수〔偏?〕병증의 일부이다.

근력과 자극을 통한 검사

　지체탄탄검사를 위해서는 근력검사, 경도의 편탄검사, 혼미 때의 탄탄검사 등을 해보아야 한다.

　탄탄은 중풍으로 팔다리를 쓰지 못하는 증상이다. 편탄은 몸 한쪽을 쓰지 못하는 증상으로 반신불수, 편고, 탄풍이라고 한다.

　첫째, 근력검사는, 환자에게 온힘을 다해 검사자의 손을 쥐도록 하여 측정한다. 근력의 정도는, 0도는 완전탄탄, 1도는 근육이 경미하게 수축되어 지체운동이 어렵고, 2도는 몸을 침상에서 이동할 수는 있지만 일어나지는 못하며, 3도는 침상에서 몸을 일으킬 수는 있는 정도, 4도는 약간의 저항력이 있으나 운동을 할 수 있는 정도, 5도는 정상적이다.

　둘째, 환자로 하여금 두 팔을 양쪽으로 들게 하고 손바닥을 아래로 향하게 하면, 경도 편판이 있는 쪽의 새끼손가락은 언제나 바깥쪽으로 향하고 정상인 쪽 손가락은 안쪽으로 향한다. 환자를 검사대 위에 눕히고 두 무릎을 90° 각도로 구부리게 한 다음 발뒤꿈치에 활석분을 발라 마찰을 줄이고 검사한다. 그러면 경도의 편탄이 있는 쪽 하지는 점차 미끄러져 펴지지만 건강한 쪽 하지는 굽힌 상태를 유지하거나 약간 펴질 뿐이다. 그리고 환자로 하여금 두 팔을 앞쪽으로 들게 하고 손바닥을 아래로 향하게 하면, 탄탄이 발생한 쪽의 팔은 저절로 쳐져 몸통 앞쪽으로 오고 손바닥이 점차 바깥쪽을 향한다.

　셋째, 환자가 혼미에 빠졌을 때는 신체검사를 할 수 없으므로 환자의 체위, 자세, 위치 등을 관찰한 다음 자극성을 띤 동작 또는 비자극성을 띤 동작이 있는지 관찰한다. 탄탄이 있는 쪽 하지는 언제나 바깥쪽으로 돌아 나와 있다. 환자의 양쪽 다리를 들었다 놓으면 탄탄이 있는 쪽이 건강한 쪽보다 떨어지는 속도가 빠르다.

감각장애 이상 검사

중풍 환자는 언제나 반신감각장애 또는 교차성 감각장애가 발생하므로 모든 중풍 환자는 반드시 감각검사를 해보아야 한다. 감각검사를 할 때 반드시 환자의 의식은 맑아야 한다. 의식이 맑지 않을 경우는 환자의 동통(疼痛)자극에 대한 반응을 관찰함으로써 통각의 정도를 살펴보아야 한다. 피부 점막의 통각, 온도감각, 촉각의 상태를 검사하는 천감각(淺感覺)검사와, 인체의 근육, 인대, 건(腱), 골격, 관절 등 심부조직의 상태를 조사하는 심감각(深感覺)검사가 있다.

심반사(深反射) 검사

심반사 검사에는 상완이두근반사, 상완삼두근반사, 슬반사, 과반사(?反射 : 아킬레스건반사) 등이 있다. 중풍이 대뇌의 우측에 발생하면 좌측 팔다리의 심반사가 항진한다. 중풍 급성기에는 언제나 중추신경계성 충격이 발생하기 때문에 중풍의 초기에는 건반사가 감소 또는 소실되기도 한다. 충격이 해소한 후에는 건반사가 항진되며, 일반적으로 2주 이내에 건반사의 항진이 최고조에 이른다.

특수 검사방법의 활용

중풍 진단의 정확성을 높이기 위해 실험실검사 등의 특수검사 방법을 적절하게 운용해야 한다.

먼저 그 방법에는 요추천자(腰椎穿刺)가 있다. 이는 뇌척수액의 압력과 화학성분의 변화를 측정하는 것이다. 이는 지주막하출혈, 출혈성 중풍, 허혈성 중풍 감별에 유용하다.

둘째, 초음파를 통한 뇌 검사는 뇌검사, 경내동맥 협착과 색전, 쇄골하동맥폐색증후군을 진단한다. 이는 A형 초음파검사와 B형 초음파검사가 있다. 최근 B형 초음파로 경동맥협착, 색전의 진단, 혈관조영과 대조해 활용한다. 하는 데 편하다. 초음파 뇌검사는 중풍의 진단, 치료 및 예후의 판단에 유용하다.

셋째, X선 뇌검사 또한 중풍 환자의 두 개부를 X선 촬영하면 때로 뇌종양과 뇌출혈의 상태가 나타날 수도 있다. 이는 두 개 내에 혈종(血腫)이 있다는 것이며, 이로써 경내동맥경화 여부를 관찰할 수 있다.

넷째, 뇌전도(腦電圖)검사를 통하여 뇌허혈발작과 뇌혈전, 출혈, 지주막하출혈 등을 알 수 있따. 뇌전도는 대뇌세포의 전류활동을 증폭기를 통해 도형으로 나타낸 것이다. 일과성 뇌허혈 발작, 뇌혈전과 뇌출혈, 지주막하출혈 등 중풍의 종류에 따라 나타나는 뇌전도 유형이 다르다.

다섯째, 뇌혈류도검사로써 주로 뇌혈관질환을 보조 진단하는 데 활용한다.

여섯째, 뇌전산화단층촬영(CT)검사다. 이는 중풍의 진단, 감별, 치료반응, 예후 및 생리, 병리과정의 이해에 비교적 정확하고 객관적인 자료를 제공해 준다. 정확률은 90% 이상이다. CT는 뇌혈관조영과 상호보완적 관계이다. CT검사의 결과 양성반응이 나타나서 수술이 필요한 경우, 뇌혈관조영을 통해 두개내외의 이상혈액순환과 혈액 공급 상태를 명확하게 파악할 수 있다.

컴퓨터의 발달은 경제, 사회 분야 뿐 아니라, 의학 분야에도 혁신적인 계기를 마련하게 되었다. 뇌전산화단층촬영은 뇌의 내부구조를 여러 각도에서 상세히 관찰할 수 있어 중풍의 진단이 용이하게 되었다. 문진과 이화학적 및 신경학적 검사만으로도 중풍의 진단은 가능하지만 중풍을 일으킨 병변이 어느 정도 크기인지, 정확한 위치가 어디인지, 허혈성인지 또는 출혈성인지가 모호할 경우 뇌전산화단층촬영은 매우 유용하다. 물론 뇌전산화단층촬영에서 정상으로 확인되어도 중풍인 경우도 없지 않다. 미세한 혈관이 막혔을 때 또는 허혈성 중풍의 초기에는 사진 상에는 나타나지 않기 때문에, 이런 때는 재래의 고식적인 진단법에 의해야 한다.

중풍은 고혈압에 의한 출혈성과 동맥경화증 등에 의한 허혈성 이외에도 선천적인 혈관기형에 의해 나타나는 지주막하출혈 때는 갑작스러운 심한 두통, 구토와 목이 뻣뻣해지는 뇌막자극증세가 나타난다. 대개 뇌전산화단층촬영을 하면 뇌의 기저부에 출혈소견이 나타나게 되고, 정확한 이상혈관 부위를 알아내기 위해 뇌동맥혈관촬영술을 시행해야 한다.

일곱째, 뇌동맥혈관조영검사를 통하여 혈관의 정황과 위치를 파악할 수 있다. 뇌동맥혈관조영검사는 팔이나 목 부분의 동맥에 주사바늘을 꽂든가 대퇴동맥에 긴 바늘을 넣고 조영제를 주입하여 실시하는 것으로, 특수한 기술이 필요한 검사방법이다. 이는 유기 요오드를 함유한 조영제를 경총동맥 또는 추동맥에 주입하여 두 개내 혈관을 촬영함으로써 두 개내 혈관의 정황과 혈관의 위치를 파악할 수 있다. 경동맥조영, 추동맥조영, 전뇌혈관조영의 세 가지의 경동맥조영은 주로 대뇌의 병변검사에, 추동맥조영은 주로 소뇌와 뇌간의 병변검사에, 전뇌혈관조영은 양측 경동맥과 양측 추동맥의 병변검사에 유용하다.

이 검사는 뇌전산화단층촬영검사에 비해 환자에게 불편이 있지만, 정확하게 병소를 알아야 할 때는 이 검사를 실시할 수밖에 없다. 그러나 치료 상 이 검사가 필요하다고 하더라도 나이가 많은 환자에게는 실시하지 않는다.

여덟째, 흔히 알고 있는 MRI로 자기공명영상(MRI)이라 불린다. 뇌전산화단층촬영은 방사선을 이용하는 방법인데 비하여 자기 공명영상은 아주 강력한 자석을 이용하여 뇌의 영상을 얻는 방법이다. 뇌전산화단층촬영만으로는 알기 어려운 뇌종양, 작은 뇌경색이나 뇌간경색을 찾아낼 수 있는, 현재로서는 가장 발달된 단계의 뇌영상진단방법이다. 그러나 검사시간이 길어 1시간 이상 걸리는데, 그 동안 MRI 장치 안에 꼼짝 않고 있어야 한다. 그래서 폐소공포증이 있는 사람 등은 거부반응이 심하다. 그리고 자석의 원리를 이용하고 이는 이 검사장비는 수술 중으로 체내에 쇠붙이가 들어 있는 사람에게는 위험이 따를 수 있다. 환자 자신이나 가족이 담당의사에게 미리 이 사실을 밝혀두어야 사고를 사전에 막을 수 있다.

중풍과 유사질병과 판별

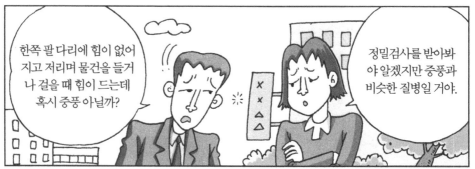

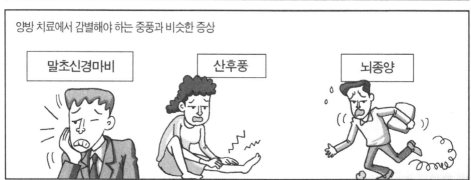

양방 치료에서 감별해야 하는 중풍과 비슷한 증상

중풍의 위험성이 알려지며 많은 사람들은 여러 전조증상이 나타날 때 마다 갑작스러운 불안감을 느끼게 된다. 예를 들어 한쪽 팔다리에 힘이 없어지고 저리며 물건을 들거나 걸을 때 힘들고 어설픈 느낌 등이다. 그러나 이런 증상이 나타난다고 해도 정밀검사를 받아보면 중풍이 아닌 경우도 많다. 이렇게 중풍과 비슷한 증상을 가진 질병에 대해 살펴보기로 한다.

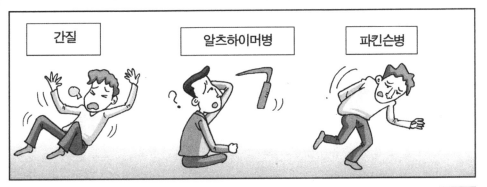

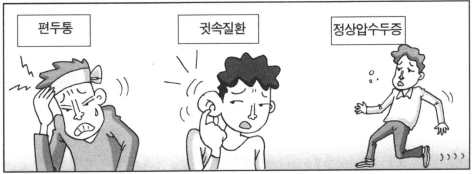

(1) 서양의학으로 본 중풍과 유사질병의 증상

안면마비증상

얼굴 한쪽 부위에만 마비증상이 일어나는 안면신경마비로, 이는 연령에 상관없이 주위에서 흔히 볼 수 있는 질병이다. 와사풍은 중추성과 말초성으로 나누어지는데, 중추성은 중풍이나 뇌종양 등이 있을 때 부수적으로 나타나는 증상이다. 여기서 말하고 있는 말초성은 안면신경부위의 혈관에 장애가 생겼거나 갑자기 찬 기운에 노출되었을 때, 외상 등에 의해 발생하는 증상이다. 이들 증상은 발병원인과 병이 나타난 부위에 따라 다르다. 발병부위와 같은 쪽의 얼굴 근육에 마비가 오는 경우 이완형마비가 오는데, 이때는 눈을 감을 수도 없고 이마를 찌푸릴 수도 없다. 발병부위와 같은 쪽의 입술 끝이 처지고 침을 흘리게 된다. 전체적으로 표정이 단조롭고 딱딱하게 굳어버리며, 말초신경계의 손상으로 근육조절이 잘 되지 않아 말을 해도 발음이 또렷하지 않다.

　말초성 안면신경마비는 눈꺼풀 근육을 포함하여 얼굴 한쪽이 갑자기 마비되고 마비가 일어난 쪽 귀 뒤에 통증을 느끼게 된다. 마비된 쪽 얼굴이 굳어지고 무표정해지는데, 웃거나 찌푸리면 얼굴이 찌그러져 보인다. 음식 맛도 제대로 느낄 수 없으며 침이나 눈물이 나오는 것에도 이상이 발생할 수 있다. 그러나 안면신경마비증상에는 중풍의 경우 팔다리에서 나타나는 증상이 나타나지 않으므로 쉽게 구분할 수 있다.

운동신경장애

　다발성 신경염은 말초신경의 광범위한 지각신경 및 운동신경 이상을 특징으로 한다. 이 증상은 연령에 관계없이 나타나며, 남자보다 여자에게서 많이 나타난다. 다발성 신경염의 특징적인 증세인 운동마비와 감각신경마비증상은 중풍의 증상과 매우 비슷하다. 그러나 증상이 나타나는 양상과 시간에서 차이가 있다. 중풍은 한쪽으로 갑자기 나타나는데, 다발성 신경염은 양쪽 대칭적으로 서서히 근육의 무력증과 감각이상 등의 증상으로 나타난다.

피로와 무력증

중증근육무력증은 모든 연령층에서 발병하지만 특히 20대에서 많이 나타나는 경향이 있으며, 여자가 남자보다 2배 정도 발병률이 높다. 발병은 느리게 시작되고 감염이나 감정변화에 의해 아급성 또는 급성으로 진행한다.

이 질환의 특징은 온몸에 기운이 빠지는 증상과 함께 쉽게 피로를 느낀다는 것인데, 무력증이 자주 나타나는 부위는 얼굴, 인두, 후두, 경부, 혀 등의 여러 근육들이다. 증상이 진행되면 얼굴 근육이 굳어 표정이 어색해지며, 설근이 약해 주름이 생김으로써 혀가 셋으로 갈라진 것처럼 보이기도 한다. 증상이 악화되면 유동식을 먹을 때 코로 역류하기도 한다. 그리고 말을 하는데 발음이 또렷하지 못하고, 증상이 더욱 심해지면 말을 알아듣기도 어려워진다.

산후 체력 부족 및 부족한 기운

산후통으로 알려져 온 산후풍은 분명 중풍과는 다르다. 산후풍은 관절과 팔다리 계통에서 나타나는 비정상적인 자각증상으로 관절이 붓고 시리며, 저리고 찬바람이 나며, 통증이 있고, 얇은 종이를 덧씌워놓은 듯 피부감각이 이상하다. 그러나 임상병리학적인 검사결과 아무런 이상증후도 찾아볼 수 없기 때문에 더욱 위험할 수 있다. 산후풍의 주된 이유는 산모의 약한 체력, 부족한 기운에 있다.

만선 폐쇄성 뇌혈관질환

모야모야병은 만성 폐쇄성 뇌혈관질환으로 우리나라와 일본 사람들에게 많이 발생한다. 일본 의사들에 의해 많은 연구가 이루어졌기 때문에 병명도 일본 의사가 붙인 대로 불리고 있다. 발병원인은 확실하지 않지만 선천성 발생설과 두경부염증, 뇌외상, 결핵성 뇌막염, 동맥경화증, 방사선조사(照射), 경구피임약의 복용 등에 의해 후천적으로 발생한다는 설이 유력하다.그 증상에는 유아인 경우 뇌허혈로 인한 일과성 허혈발작, 운동마비, 두통, 경련, 시력장애, 정신지체 등이 있으며, 성인인 경우에는 두 개내 출혈에 의한 의식변화, 두통 등의 증상이 나타난다.

뇌종양과 중풍

뇌종양은 뇌 속에 종양이 생긴 질환으로, 악성과 양성을 나누어 볼 수 있다. 악성은 말할 것도 없고 양성이라고 할지라도 적절한 치료를 하지 않으면 전신무력증을 유발한다. 그 증상은 두 개강내압상승에 따른 두통, 구역질, 구토 등의 증상, 운동장애 또는 부전마비, 언어장애, 경련발작, 성격장애 등 발생부위에 따라 증상이 다르게 나타난다. 소뇌에 이상이 생긴 경우에는 근력감소 및 운동 실조증을 보이고, 뇌하수체에 종양이 생긴 경우에는 시력 및 시야장애, 호르몬 분비이상으로 인한 증상을 보인다. 그리고 종양이 뇌신경을 침범하면 안구운동장애, 안면마비, 귀울림, 청력감퇴 등의 증상이 보이기도 한다. 그밖에도 물체가 둘로 보이는 시력장애, 균형감각의 상실, 기억상실, 성격변화, 발작 등의 증상이 나타나기도 한다.

간질과 중풍의 차이

간질은 여러 증세가 나타날 수 있는데, 가장 흔하게 볼 수 있는 증세는 발작이 일어나면 환자가 갑자기 정신을 잃고 쓰러지면서 팔다리가 뻣뻣해지고, 손발을 떨다가 깨어나는 경우이다. 그 밖에도 잠깐 동안 의식이 있는 상태에서 손발을 떨거나 평상시와는 다르게 경우에 맞지 않는 이상한 행동을 하는 등 간질의 증세는 다양하다.

간질은 중풍과는 달리 불과 수분 후 정상상태로 되돌아오며, 이러한 증세가 반복된다. 연령이 많은 사람이 처음 간질을 일으키는 경우 뇌 안에 그 원인이 있는 경우가 많은데, 이 가운데 중풍으로 진행되는 것이 있다. 곧 중풍은 나이가 들어서 발병하는 간질이 원인이될 수 있다.

퇴행변성 질환의 이상증상

알츠하이머병은 대뇌피질 침범으로 발생하는 대표적인 퇴행변성 질환이다. 이 질환의 초기단계에서 나타나는 이상증상은 거의 대부분 다음의 네 가지로 나타난다.

첫째, 기억력의 저하증상이 나타난다.

둘째, 언어능력이 저하된다. 말을 할 때 명확한 표현이 줄어들고 둘러대거나 지시어를 많이 사용한다.

셋째, 시각적 공간 지각력이 떨어진다. 지도를 사용하지 못하고 말이나 글을 따라가는데 어려움을 느낀다.

넷째, 열쇠로 자기 집의 문을 열지 못하고, 차에 시동을 걸지도 못하는 등 움직임이 이상해진다.

알츠하이머병 환자의 대부분은 이렇게 네 가지 증상의 범위에서 이상증세를 나타내는데, 어떤 사람들은 실어증, 기억력의 상실, 실행불균형 등이 겹쳐 나타나기도 한다.

뇌의 퇴행성 질환 파킨슨씨병

파킨슨씨병은 뇌의 퇴행성 질환의 하나로 초기증상은 손발이 떨리며 동작이 점차 느려지고 뻣뻣해져 걷는 것이 꾸부정하고 부자연스러워지는 등의 증상이 나타난다. 그러나 이는 노화현상이나 중풍 등 다른 질환으로 잘못알거나 지나치기 쉬울 정도로 증상의 구분이 어렵다. 주요 증상은 머리, 손 등에 무의식적으로 일어나는 근육의 불규칙한 움직임이 생기는 진전(震顫), 강직, 부자유한 느린 운동, 단조롭게 느린 언어, 치매 등이 나타난다.

두통과 구토증의 증세

편두통은 간헐적으로 수 시간 또는 수일 동안 두통이 지속되며 구토증을 수반하는 증세로, 자칫 중풍 등 중요한 질환으로 오인되기 쉬워 많은 사람들이 두려워하는 증후이다. 편두통 발작과 함께 눈앞이 캄캄해지거나 물체가 둘로 보이는 증상이 나타날 수도 있으며, 드물게는 팔다리의 마비증상이 수반될 수도 있다. 두통의 강도가 평소보다 유난히 심해졌거나 두통의 양상이 달라졌을 때는 의사의 진찰을 받을 필요가 있다.

어지럼증의 발생

귓속 질환은 흔히 나타나는 속귀의 전정기관에 의한 갑작스러운 어지럼증으로 이 증세가 나타날 때 환자는 세상이 빙글빙글 도는 것 같은 심한 어지럼증에 꼼짝하지 못하고 누워 있게 된다. 이럴 때 고개를 움직이면 더욱 증세가 심해지며 구토증이 일어나기도 한다. 대체로 수 시간에서 수일 안에 증상은 가라앉지만 재발하는 경우가 많다. 어지럼증과 구토증이 심할수록 전정기관에 의한 질환일 가능성이 매우 높다. 그러나 드문 경우이기는 하지만 중풍의 발작이 이러한 증후를 나타내기도 하기 때문에 반드시 의사의 진찰을 받아야 한다.

정상압 수두증의 증세

정상압 수두증은 뇌실에 물이 고이는 질환으로 이 병이 어린아이에게 발생하면 머리가 비정상적으로 커지고, 성인의 경우에는 뇌압이 높아지는 증세가 나타난다. 그런데 수두증이라도 뇌압이 높아지지 않는 경우가 있는데, 이를 정상압 수두증이라고 한다.

이 질환의 특징은 기억력장애와 일에 대해 적극성을 보이지 않는 자발성 결여, 행동력과 사고력의 둔화 등의 증세가 나타나는 것이다. 이와 함께 요실금 또는 걸음걸이가 어색해지기도 한다. 그러므로 중년 이후에 뚜렷한 이유 없이 원기가 떨어지고, 생각이 잘 정리되지 않으며 집중력과 기억력이 저하될 때, 그리고 걷는 모양새가 평소와는 달리 이상할 때는 뇌동맥경화증이나 노인성 치매와 함께 정상압 수두증에 대해서도 의심해 보아야 한다.

손발 저림과 힘 빠짐

손발이 저리는 증상은 많은 사람에게서 나타나는데 특히 여성에게서 많이 찾아볼 수 있다. 중풍의 전조증상에서도 저림 증세가 나타날 수 있는데, 이 때 저린감과 동시에 한쪽으로 힘이 빠지는 경우에는 중풍일 가능성이 높으므로 빠른 시기에 의사의 진단을 받아야 한다.

말초신경의 손상

신경의 일시적 기능소실로 인해 나타나는 비교적 가벼운 증상으로 수 시간에서 수개월, 평균 6~8주 안에 회복된다. 주로 가벼운 압박·견인, 주사 등이 원인이며, 상완신경총, 요골신경, 정중신경, 척골신경에 많이 나타나고, 일과성 압박에 의해 신경섬유의 국부적 흥분전도의 차단을 초래한 전해질장애이다. 이러한 증상은 중풍으로 인한 마비감이나 감각이상과는 다르다.

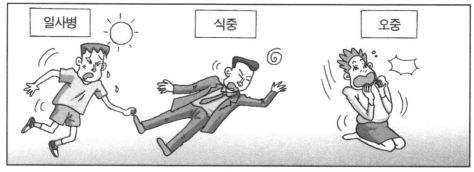

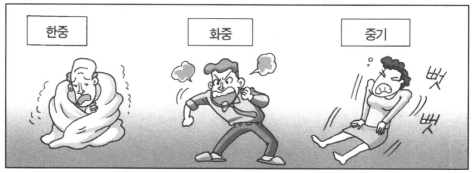

(2) 한의학으로 본 중풍과 유사질병의 증상

중서(中暑)

식중(食中)

오중(惡中)

한중(寒中)

화중(火中)

중기(中氣)

습중(濕重)

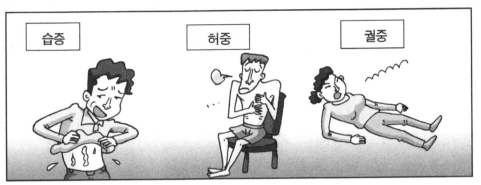

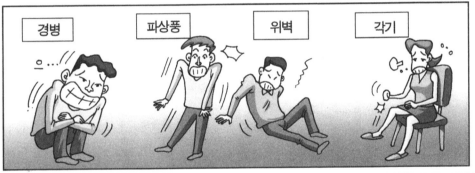

허중(虛中)

궐증(厥證)

경병(痙病)

파상풍(破傷風)

위벽

각기(脚氣)

중풍의 진행과 합병증

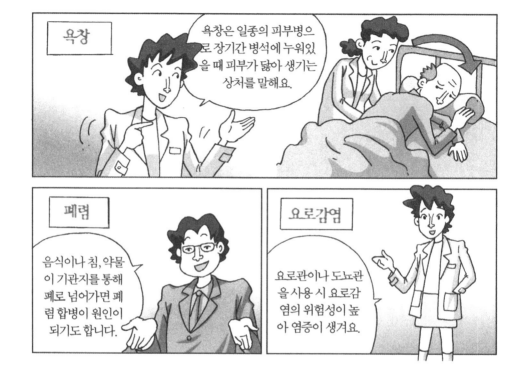

피부세포의 죽음 욕창

 일종의 피부병인 욕창은 장기간 병석에 누워 있을 때 피부가 닳아 생기는 상처를 말한다. 모세혈관에 피가 흐르려면 일정한 압력이 유지되어야 하지만 보통 건강한 사람도 일정한 장소에서 두 시간 이상 움직이지 않고 있으면 모세혈관의 압력이 제로가 되기 마련이다. 이후 모세혈관의 혈류가 정지되면 혈액 속에 포함된 영양소와 산소가 피부에 도달하지 못해 피부세포가 죽게 될 위험에 봉착한다. 중풍 환자는 의식 상태 악화로 자동적인 조절장치가 가동되지 않아 욕창이 생기기 쉬우므로 간병인의 도움을 받아 눕는 자세를 자주 바꿔 주

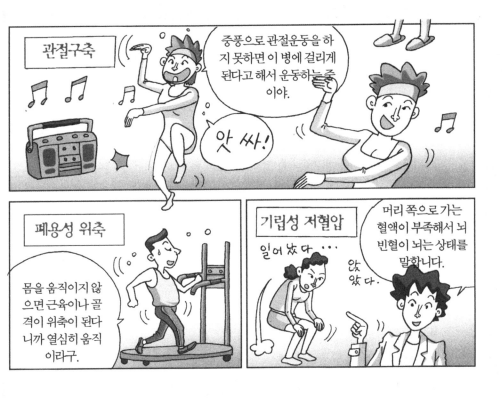

어야 한다.

폐렴의 원인과 예방

초기의 중풍 환자나 후유증기의 환자라고 해도 폐렴에 걸릴 우려가 많다. 초기 중풍 환자의 경우 의식이 맑지 않거나 연하장애가 있을 때 음식이나 침, 그리고 약물이 기관지를 통해 폐로 넘어가 이것이 폐렴 합병의 원인이 된다. 이런 경우에는 의사의 조치에 따라 레빈 튜브를 사용, 코를 통해 음식물을 주입하여 폐렴의 합병을 예방한다. 그 밖에도 오랜 투병생활로 면역기능이 떨어져 감기 등으로 인해 폐렴에 쉽게 걸릴 수 있으므로 언제나 조심해야 한다.

배뇨장애 현상 및 요로감염

중풍 발작 이후 자율신경계에 이상이 생겨 소변 및 배뇨 장애를 겪게 된다. 이는 방광에 가득 차 있어도 요의를 느끼지 못하거나, 방광의 괄약근 이상으로 소변이 나오지 않는 경우, 환자 자신도 모르게 소변이 흘러나오는 배뇨장애 현상이 있다. 이런 때 약물을 쓰기도 하지만, 요로관이나 도뇨관을 사용하는 경우도 있다. 이런 경우 요로감염의 위험성이 높아 염증이 생길 수가 있다.

관절구축과 관절가동역(可動域)훈련

관절구축은 중풍으로 관절운동을 하지 못하게 되면 관절과 관절 사이를 유연하게 움직이게 해주는 결합조직이 문제가 발생하여 제대로 움직일 수 없는 상황을 가리킨다. 관절구축에서 가장 많은 것이 견관절(肩關節)이고, 다음이 고관절(股關節), 손가락과 발가락 관절의 순이다. 이 같은 구축의 예방에는 중풍 유발 직후부터 관절을 움직여주면 되는데 외부의 힘에 의해 결합조직의 신축을 거듭함으로써 탄력성을 유지할 수 있기 때문이다. 이와 같은 관절운동을 관절가동역(可動域)훈련이라고 한다.

근육과 골격의 위축

몸을 움직이거나 활용하지 않으면 근육이나 골격이 위축된다. 이 같은 현상을 폐용성 위축이라고 한다. 근육은 마르면서 힘이 없어지는데 이는 마비된 부분에서만 생기는 것이 아니고 마비되지 않은 정상적인 쪽에도 비슷하게 나타난다. 중풍 환자가 재활훈련이 지연되어 장기간 누워 있는 경우 확실히 건강한 상지와 하지에도 폐용성 위축이 나타난다. 중풍 환자는 건강한 쪽에 의지하는 경우가 많은데, 여기에 문제가 생기면 여러 가지 동작에 불편이 따른다. 특히 노인의 경우는 더 심하다. 그러므로 빨리 걷지 못하더라도 일어서기 앉기 등의 반복훈련이 중요하다. 폐용성 위축은 골격에서도 나타난다.

중풍에서는 골격의 기본성분인 칼슘이 마비된 수족의 뼈에서 빠져나가 골격이 약화된다. 골격은 체중을 지탱하고 근육과 함께 운동하는 역할을 하면서 언제나 기계적 자극을 받고 있는데, 이것이 뼈의 칼슘대사에 매우 중요하다. 따라서 근육의 위축을 예방할 때와 같이 일찍부터 체중으로 다리를 운동시키고 손을 움직이는 동작이 필요하다.

기립성 저혈압

누워 있는 때는 혈압이 정상으로 유지되지만, 앉거나 일어서면 혈액이 하반신으로 이동되어, 머리 쪽으로 가는 혈액이 부족되면서 뇌빈혈이 되는 상태를 말한다. 건강한 사람인 경우는 이런 상태를 방지하기 위해 일어서면 하반신의 혈관이 수축되어 혈행이 하반신으로 이동되지 않게 조절하면서 뇌에 언제나 일정한 혈액이 흐르도록 혈압을 조절한다. 그러나 중풍으로 장기간 누워 있으면 그 기능이 약화된다. 이것을 기립성(起立性) 저혈압이라고 한다. 기립성 저혈압을 예방하기 위해서는 가급적 빨리 일어나 앉는 연습을 계속하는 것이 중요하다.

중풍의 발생과 응급처치

중풍발생과 응급처치

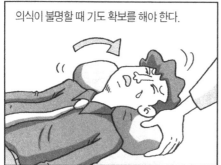

의식이 불명할 때 기도 확보를 해야 한다.

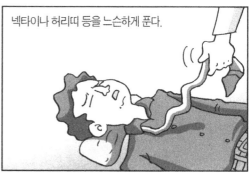

넥타이나 허리띠 등을 느슨하게 푼다.

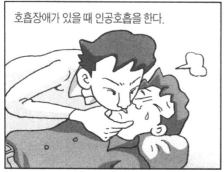

호흡장애가 있을 때 인공호흡을 한다.

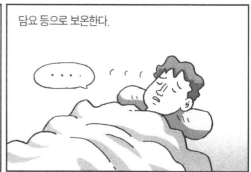

담요 등으로 보온한다.

·····

임상에서는 중풍 치료를 위해 급성기, 회복기, 후유증기의 세 시기로 나눈다. 일반적으로 급성기는 발병 후 2주 이내인데, 병중이 중한 경우 1개월에 이르기도 한다. 회복기는 발병 후 2주 또는 1~6개월 이내를 말한다. 후유증기는 발병 6개월 이상일 때를 말한다.

위중한 중풍 환자는 증세 발병 후 24시간 이내에 사망할 수 있다. 그러나 급성기에 적극적으로 대처해 적절한 치료를 할 경우 병세가 점차 호전되면서 의식이 깨어나고 반신불수 등의 증상이 가중되지 않게 되어 회복단계로 갈 확률이 높아진다 그러므로 급성기의 치료는 매우 중요하며 병세의 예후와 직접적인 관련이 있다.

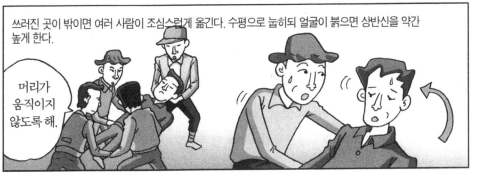

쓰러진 곳이 밖이면 여러 사람이 조심스럽게 옮긴다. 수평으로 눕히되 얼굴이 붉으면 상반신을 약간 높게 한다.

머리가 움직이지 않도록 해.

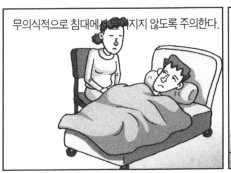

무의식적으로 침대에서 떨어지지 않도록 주의한다.

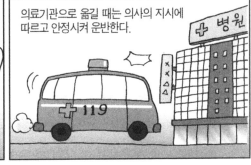

의료기관으로 옮길 때는 의사의 지시에 따르고 안정시켜 운반한다.

병원

119

중풍은 마치 날아오는 화살이나 돌에 맞듯 갑자기 발생한다. 그래서 중풍을 '맞는다'고 하기도 한다. 심하게 화를 내는 등 정신적인 충격이 있은 후 내풍(內風)이 진동하여 순식간에 쓰러져 말을 하지 못하고 반신불수 등의 증상이 발생하거나, 갑자기 반신불수, 반신마비 등의 증상이 하루에도 몇 차례씩 되풀이 발작하는 경우도 있다. 중풍의 병인은 복잡하여 진단과 치료가 어려우므로 특히 중풍 급증 (急症)을 치료할 때는 병세를 주의 깊게 관찰해야 한다.

신속하고 정확한 응급처치 방법에 대해 알아보고 중풍을 예방할 수 있도록 한다.

신속 정확한 응급처치

첫째, 절대안정이 필요하다. 우선 환자를 편안한 장소로 옮기고 졸라 맨 옷 등을 느슨하게 풀어 숨을 편히 쉴 수 있게 해준다. 의식을 잃었을 때는 일반적으로 몸을 흔들어 정신을 차리게 하려는 시도를 하는데 절대 피한다. 뇌출혈에 의한 발작이었을 때는 자칫 출혈을 조장할 수 있기 때문이다. 그리고 충격적인 언행을 하여 환자가 더욱 불안해하는 일이 없도록 조심해야 한다.

둘째, 기도(氣道)를 확보한다. 숨 쉴 수 있게 확보하는 것이 무엇보다 중요하다. 먼저 환자를 판판하고 부드러운 곳에 눕히고, 낮은 베개나 방석을 한번 접어 어깨 밑에 깊숙이 넣어주어 환자의 목이 편안한 상태가 되도록 하고, 아래턱을 위로 올려 숨쉬기 쉽게 해준다. 의식불명일 때 설근침하(舌根沈下)를 일으켜 호흡을 곤란하게 하는 경우가 있기 때문이다. 발작으로 쓰러질 때 토하는 경우가 많으므로, 이것으로 숨 쉬는 기도가 막히지 않도록 머리를 옆으로 돌려 눕히는 것이 좋다. 이때 마비가 되지 않은 몸 부위가 밑으로 가도록 해야 한다. 경련발작을 일으킬 때는 혀를 깨물지 않게 손수건 같은 것을 말아 윗니와 아랫니 사이에 물려주는 것이 좋다.

셋째, 아무것도 먹이지 말아야 한다. 중풍으로 쓰러졌을 때 입으로 먹일 수 있는 특효약은 없다. 대부분의 환자는 의식이 좋지 않을 뿐 아니라, 때로는 잘 삼키지 못하는 연하장애(嚥下障碍)까지 동반하는 경우가 많기 때문에 무엇을 먹인다는 것은 매우 위험하다. 억지로 먹인 약이 기도를 막아 질식할 수도 있다.

넷째, 환자의 체위를 자주 바꿔주어야 한다. 혼수상태가 오래 지속될 때 욕창의 예방을 생각해야 한다. 그리고 몸을 움직이지 않고 같은 자세로 오래 누워 있으면 몸 아래쪽에 혈액이나 기관지의 분비물이 모여 세균이 번식하기 쉽고, 그로 인하여 취하성 폐렴을 일으킬 수 있다.

다섯째, 구강을 청결하게 해주어야 한다. 혼수상태인 환자의 입속은 하루에 3, 4회 탈지면에 붕산수 또는 소다수를 축여 닦아주어야 한다. 그렇게 하지 않으면 구내염이 생기기 쉽다. 그리고 깊은 혼수상태에 있을 때는 반드시 의치는 **빼놓도록** 한다. 질식의 원인이 될 수 있기 때문이다.

여섯째, 배변 및 배뇨 처리를 청결하게 한다. 중풍으로 쓰러진 환자는 소변과 대변을 가리기 어렵다. 갓난아이를 대하듯 배뇨와 배변을 처리하고 따뜻한 물로 깨끗하게 씻어준다.

※ 중풍 발작에 대한 구급처방

첫째, 의식이 불명할 때 기도(氣道)가 막힌 것 같으면 기도확보를 해야 한다.

둘째, 넥타이나 허리띠 등을 느슨히 풀고, 편히 호흡할 수 있도록 한다.

셋째, 호흡장애가 있을 때는 인공호흡 등의 처치를 한다.

넷째, 담요 등으로 보온을 한다.

다섯째, 쓰러진 장소가 변소나 욕실 또는 집 밖인 경우 가까운 곳에서 안정을 취할 수 있는 장소로 몇 사람의 손을 빌려 조심스럽게 옮긴다. 옮길 때 머리와 몸통을 수평으로 유지하고 특히 머리가 움직이지 않도록 주의한다.

여섯째, 수평으로 눕힌다. 얼굴이 붉을 때는 상반신을 약간 높게 한다.

일곱째, 심신을 안정시킨다. 무의식적으로 난폭해졌을 때는 침대에서 떨어지지 않도록 주의한다.

여덟째, 의료기관으로 옮길 때는 의사의 지시에 따르며 안정시켜 운반한다.

발병 후 환자 상태파악을 통한 대비

중풍 환자의 발병 후 상태파악은 이후 휴유증과 병세가 어떻게 진행 될 지를 알 수 있는 중요한 사항이 된다. 환자의 상태와 예후에 대한 기초 지식으로 다음과 같이 참고 해 볼 수 있다.

먼저 갑자기 쓰러진 경우 뇌출혈을 의심해 볼 수 있다. 뇌출혈은 낮동안에 갑자기 발병하는 경우가 대부분이고, 혈압이 높은 사람에게서 잘 일어난다. 갑자기 쓰러지면서 첫마디가 "어지럽다." "머리가 아프다." 고 하는 경우가 많고 잘 토한다. 증상으로 몸의 반신을 움직일 수 없거나 의식이 계속 흐려지게 된다. 환자가 깊은 혼수에 빠져들면 몸에 심한 자극을 주어도 반응하지 않고 숨 쉬는 소리가 거칠며 가쁘다. 발병 후 1시간 내로 깊은 혼수에 빠져 이 상태가 지속되면 24시간 내에 사망하는 일이 많으나 처음부터 의식이 좋은 사람은 그 예후가 좋다.

둘째, 뇌출혈과 마찬가지로 갑자기 쓰러지는 경우로 뇌전색을 살펴 볼 수 있다. 뇌전색은 뇌혈관이 막혀 발병하며 뇌출혈처럼 갑자기 시작하지만, 마비현상은 시간이 경과함에 따라 빨리 좋아지는 경향이 있다. 뇌전색은 주로 심장병 환자에게서 잘 발병한다.

셋째, 아침에 일어나 반신마비가 있으면 뇌혈전증을 의심해 본다. 아침잠에서 깨어났을 때 한쪽 손발이 무겁고 둔한 느낌이며 때로 마비증상이 수 시간을 경과하는 동안 점점 진행되다가 정지하는 경우도 있고, 드물게 마비의 진행이 다음 날까지 지속되어 점점 의식혼탁으로 빠지는 진행성 뇌혈전증도 있다. 뇌혈전은 마비가 발생한 직후보다 얼마 동안 좀 더 악화되어 가는 것이 대부분의 경우이다.

넷째, 심한 두통을 계속 호소하면 지주막하출혈로 볼 수 있다. 심한 두통이 시작되면서 동시에 구토를 할 수 있으며 통증과 함께 의식장애가 올 수 있다. 점차 회복 후에도 두통이 계속될 수 있으며 혈압이 높지 않으나 동맥류를 가지고 있는 젊은 층에서 어떤 계기가 생기면 갑자기 파열, 지주막하출혈을 일으킨다.

다섯째, 가벼운 마비증상이 나타났다가 24시간 이내에 완전히 회복되면 일과성 뇌허혈발작이다. 한쪽 손발에 갑자기 힘이 빠지거나 둔해져서 일상 하던 일을 잘하지 못하게 되다가 수 시간 안에 차차 회복되는 경우가 있다. 대부분은 아무런 치료가 없어도 늦어도 24시간 안에 정상을 회복한다. 그러나 일과성 뇌허혈발작은 중풍을 예고하는 증후군이라고 생각하여 이에 대한 대비를 하는 것이 좋다.

여섯째, 마비의 반대쪽에 병소(病巢)가 있다. 중풍으로 손과 발 등의 마비가 올 때 병소는 마비가 온 반대쪽에 있다. 그리고 오른손잡이인 사람에게 오른편에 편마비가 왔을 때는 대부분 언어장애를 동반한다.

일곱째, 내경동맥이 막히거나 우회로가 잘 기능하지 않았을 때는 반대쪽 팔다리의 한쪽 마비와 만져도 느끼지 못하는 감각장애, 언어장애, 감정의 이상 등의 위험한 증상이 나타난다. 그리고 내경동맥이 막히면 막힌 쪽 눈의 시력이 급격히 떨어진다거나 완전히 보이지 않을 수도 있다. 그러나 그 증상은 일시적이다.

내경동맥은 목을 지나 뇌에 혈액을 공급하는 혈관으로, 이 혈관이 막히면 뇌에 필요한 혈액공급이 끊기는 위험이 발생한다. 그러나 이 혈관에는 우회로가 있어 내경동맥이 혈전 등에 의해 일시 막히더라도 우회로가 가능하여 뇌에 혈액공급을 계속할 수 있게 한다.

여덟째, 중대뇌동맥이 막히면 갖가지 증상이 나타나며 발생빈도가 높다. 곧 병소 반대편 팔다리의 운동마비, 병소 반대편 반신의 감각장애, 동측성 반맹, 우위뇌반구의 혈관이 막히면 실어증 등의 언어장애가 나타난다. 중대동맥의 경색에서는 비록 회복되어도 나타난 증상이 후유증으로 남는다.

아홉째, 전대뇌동맥이 막히면 갖가지 정신증상이 나타난다. 이 혈관은 대뇌의 안쪽을 흐르는 동맥으로 전두엽에 혈액을 공급하는데, 전두엽에는 정서나 감정중추가 있어 이 부위가 침범되면 정신장애가 나타난다.

열째, 후대동맥이 막히면 병소 반대쪽 반이 보이지 않는 증상이 나타난다. 곧 오른쪽 후대뇌동맥이 막히면 왼쪽 반이 보이지 않으며 움직일 때 왼쪽에 있는 물체와 부딪히곤 한다.

열한째, 뇌기저동맥이 막히면 강한 현기증이나 구역질이 시작되고 의식도 저하된다. 중증일 때 의식불명이 되고 심할 때는 호흡도 멎는다. 이와 같은 위험한 상태는 경색일 때만이 아니라, 뇌간출혈, 뇌교출혈일 때에도 같다.

뇌기저동맥은 뇌의 아래 부위에 있는 혈관으로, 뇌간 부위에 있는 의식중추와 손발을 움직이는 신경, 손발에서 오는 감각신경, 눈을 움직이는 시신경, 호흡기관과 순환기관을 지배하는 중추신경 등이 모여 있는 중요한 부위에 대한 혈액공급을 맡고 있다.

전문병원으로 신속 이동 및 환자 이동 시 주의 할 점

중풍 위험인자를 가지고 있는 사람이라면 중풍 발병을 대비하여 전문 병원을 미리 알아 놓고, 가능하다면 상담과 지도를 받아 사전에 관리하는 것이 좋다. 이는 갑자기 중풍으로 쓰러졌을 때도 보다 신속하게 이동할 수 있게 해주며 병의 악화를 막을 수 있다. 그러나 전문 병원으로 이송할 수 없다는 상황이라면 환자를 담요로 신속하게 병원으로 옮기도록 해야 할 것이다. 환자가 쓰러졌을 때 가족이나 주위 사람이 환자이송에 대한 상식이 없을 때는 병원으로 전화를 해 환자의 상태를 설명하고 지시를 받도록 한다.

환자를 옮길 때 주의해야 할 사항은 다음과 같다.

첫째, 환자를 옮길 때는 환자의 발의 방향으로 걸음을 떼어놓는다. 걷는 방법은 살짝 땅에 발을 스치듯 가볍게 걷고 환자에게 진동이 가지 않도록 한다. 그러나 구급차 등으로 환자를 눕힌 채 운반할 때는 머리가 앞쪽이 되게 한다.

둘째, 계단을 올라갈 때는 머리를 앞으로 하고, 내릴 때는 발을 앞으로 한다. 어느 경우에나 들것은 수평이 되도록 운반하는 사람이 주의해야 한다.

셋째, 세 사람이 옮겨야 할 경우에는 발쪽에 한 사람, 머리 쪽에 두 사람이 붙는다. 동작을 맞추어야 할 때는 머리 쪽에 있는 사람이 신호를 한다. 걸을 때는 환자의 발쪽에 있는 사람은 좌(우)쪽 발부터, 머리 쪽 사람은 우쪽 발부터 걷기 시작한다. 결코 전원이 발을 맞추어 걸어서는 안 된다.

중풍의 예방과 치료

중풍의 예방 치료의 첫걸음

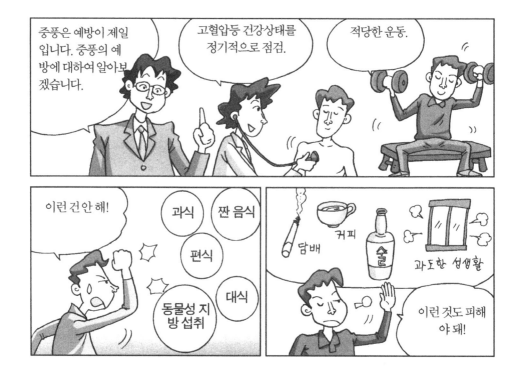

(1) 전조증의 관찰과 예방

예방의학 사상을 가지고 있는 한의학은 예로부터 "이미 발생한 병을 치료하지 않고 병이 발생하기 전에 미리 치료한다."는 가치관을 갖고 있다. 최근 중풍은 사망률과 손상률이 매우 높고, 또는 그 발병률이 해마다 증가하며, 발병 연령이 낮아지는 추세에 있다. 이러한 자료만 살펴보아도 중풍이 우리 인간에게 미치는 위해의 정도를 짐작할 수 있다. 이와 같은 상황에서 중풍의 예방치료는 의학계뿐 아니라 모든 이의 관심이 되고 있으며, 허혈성 중풍의 전조증을 통한

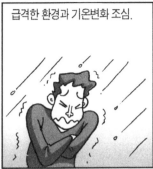

급격한 환경과 기온변화 조심.

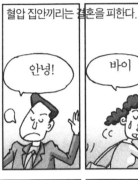

혈압 집안끼리는 결혼을 피한다.

안녕!

바이

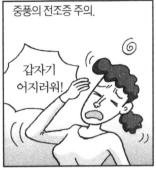

중풍의 전조증 주의.

갑자기 어지러워!

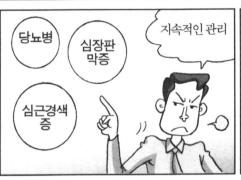

당뇨병

심장판막증

심근경색증

지속적인 관리

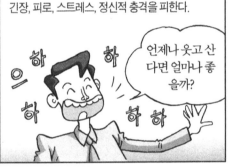

긴장, 피로, 스트레스, 정신적 충격을 피한다.

언제나 웃고 산다면 얼마나 좋을까?

예방치료는 이미 큰 진전을 이루고 있다.

중풍을 예방할 수 있는 가장 기본 적인 방법들은 다음과 같다.

첫째, 평소 고혈압 등 건강상태를 정기적으로 점검하고, 의사의 조언에 따라 적극적으로 대처한다.

둘째, 과식과 편식을 삼가며, 짜게 먹지 않고, 동물성 지방 섭취를 줄이며, 식사량을 적게 하는 식사습관을 가진다.

셋째, 적당한 운동으로 체중을 조절하고 순환기의 노화를 억제한다.

넷째, 흡연, 음주, 커피, 과도한 성생활 등 무절재한 기호생활을 피한다.

다섯째, 당뇨병, 심장판막증, 심근경색증 등 심장병이 있는 사람은 지속적인 관리를 한다.

여섯째, 지나친 긴장, 과로, 스트레스 등 정신적 충격을 피한다.

일곱째, 급격한 환경과 기온의 변화에 조심한다.

여덟째, 고혈압 가계끼리는 결혼을 피한다.

아홉째, 중풍의 전조증에 주의한다.

전조증과 대처

중풍의 예방을 위해서는 먼저 중풍 전조증에 대한 관찰을 강화해야 한다. 중국 청나라 명의 왕청림이 《의림개착》에서 제시한 중풍의 전조증을 소개한다.

"머리가 원인 모르게 무겁고 어지럼증이 있을 때, 귀에서 원인모르는 바람 부는 소리가 날 때, 귓속에서 원인 모르게 매미 우는 소리가 날 때, 아랫눈썹이 항상 떨릴 때, 한쪽 눈이 차츰 작아질 때, 원인도 없이 눈동자가 고정되어 있을 때, 언제나 눈앞에서 회오리바람 같은 것이 보일 때, 언제나 콧속에 찬 기운이 모여 있을 때, 자주 윗입술이 경련을 일으킬 때, 위아래의 입술이 땅길 때, 갑자기 말을 횡설수설할 때, 원인도 모르게 숨이 찰 때, 언제나 한 손이 찰 때, 두 손이 찰 때, 무명지가 하루 중 어떤 시간만 되면 구부러져 펴지지 않을 때, 엄지손가락이 원인도 없이 떨릴 때, 겨드랑이와 어깨가 까닭없이 마비

될 때, 넓적다리가 마비될 때, 피부가 까닭 없이 떨릴 때, 두 무릎에 찬 기운이 도는 경우, 다리에 원인도 모르게 쥐가 잘 날 때, 걸을 때 두 다리가 잘 꼬이는 경우, 명치가 갑자기 막힌 듯할 때 등, 이 모두는 원기가 점차 쇠약해지는 증상들이다."

이들 증상은 아프지도 가렵지도 않고 차고 뜨거움도 없어 음식과 기거에 거리낌이 없으므로 사람들이 소홀히 여겨 무서운 중풍의 전조증을 무심히 지나치는 태도에 대해 청나라 명의는 경고하고 있다. 중풍 전조증의 진단기준으로 중요한 사항은 다음과 같다. 이 중 세 가지 이상의 임상증상이 나타나면 중풍의 전조증으로 보고 그에 대한 대처를 해야 한다.

첫째, 연령이 40세 이상, 특히 50세 전후로, 체질은 평소 흡연, 음주, 기름진 음식, 불에 구운 음식, 자극적인 음식을 즐겨먹고 비만한 사람일 때. 그리고 고혈압, 뇌동맥경화, 고지혈증, 당뇨병 등이 있을 때.

둘째, 최근 외부의 자극 등 뚜렷한 유발요인이 없는데도 돌발성, 일과성, 가역성을 띤 어지럼증, 귀울림, 복시현상, 실어증, 또는 편마비, 기억력감퇴, 건망증 등의 '소중풍' 증상이 나타날 때.

셋째, 팽팽하며 크게 뛰거나 길게 뛰는 등의 맥상이 나타날 때.

넷째, 실험실의 검사결과, 혈액의 유동성이 떨어지고 점성이 증가하여, 혈액세포의 응집성이 높아질 때.

(2) 한의학을 통해 보는 중풍 예방

한의학에서의 예방 침구

중풍을 예방하기 위해서는 고혈압 등의 유발요인을 제거해야 한다. 중풍의 강력한 유발인자인 고혈압과 동맥경화증에 대한 침구요법은 다음과 같다.

고혈압증에 대한 기본혈

첫째, 폐유, 심유, 간유, 신유 뜸.

둘째, 백호, 고황유, 혼문, 지실 뜸, 삼리 침.

셋째, 신유, 위중, 곤륜.

넷째, 기해, 관원 뜸, 삼리 침.

다섯째, 《동의보감》에 중풍이 올 전조증이 있으면 치료법이 많으나, 무엇보다 삼리와 절골에 뜸뜨는 것이 중풍을 예방하는 가장 효과적인 처방이라 하고 있다.

고혈압으로 인한 두통

첫째, 고황유, 폐유에 뜸.

둘째, 신유, 위중, 곤륜, 백회, 풍지, 열결.

동맥경화증의 경우 혈압강하를 목적

첫째, 곡지, 합곡, 족삼리, 고황, 명문, 대추, 견정, 내관.
둘째, 신유, 방광유, 위중, 곤륜, 침, 관원 뜸.

중풍을 예방하는 기공

건강증진과 질병치료 등에 효용성을 지닌 수련법으로 기공을 들 수 있다. 이는 연령, 성별, 체력, 체질, 운동능력, 취향에 따라 자기에게 적합한 것을 선택할 수 있는 건강법이다. 기공의 특징은 언제 어디서든 누구나 할 수 있고, 누구에게나 안전한 건강법이다.

손가락 자극 및 승강 운동

먼저 손가락은 수많은 신경들로 연결되어 있기 때문에 간단한 자극만으로도 고혈압 등을 예방할 수 있다. 그 방법을 설명하면 먼저 양손 집게손가락 첫마디를 책상 등의 모서리에 걸치고 다른 네 손가락은 아래로 구부린다. 이때 손목은 위아래 어느 쪽으로도 굽지 않게 주의한다. 천천히 두 손을 아래로 내리누르며, 집게손가락이 손등 쪽으로 젖혀지게 한다. 아프지 않고 기분이 좋을 정도까지 누른다. 다른 네 손가락을 아래로 구부리면 자극은 더 강해진다. 이러한 상태로 10초 이상 유지한다. 집게손가락이 끝나면 다음 손가락으로 바꾼다. 집게손가락, 약손가락, 엄지손가락, 새끼손가락, 가운뎃손가락의 순으로 한다. 다섯 손가락 모두 한 차례씩 하고 나서 시간 여유가 있으면 한두 차례 더 한다. 연공을 끝낼 때는 반드시 두 주먹을 꽉 주었다 폈다 하는 동작을 몇 차례 하고 나서 두 손을 가볍게 흔들어준다.

한편 승강 운동 방법은 먼저 양발을 어깨 너비로 벌리고 두 발이 평행이 되게 선다. 무릎에 힘을 뺀 채 관절을 느슨하게 하고, 가슴은 힘을 주어 펴거나 내밀지 말고, 근육을 이완시켜 양어깨의 끝이 조금 구부러진 모양이 되게 한다. 머리는 턱을 약간 당기는데, 목덜미가 곧게 펴져서 목뼈가 가지런해지도록 하고, 머리끝에서 발끝까지 긴장된 부위가 없도록 한다. 손가락도 힘을 주지 말고 자연스럽게 펴도록 한다. 눈길은 수평으로 해서 멀리 앞을 바라보거나 눈을 반쯤 감거나 한다. 얼굴 근육은 편하게 이완시켜 온화한 표정이 되도록 한다.

이 연공에서는 들숨을 조금 짧게 하는 대신 날숨은 상대적으로 길게 한다. 그에 따라 올리기의 동작이 조금 빨라지고 내리는 동작은 좀더 느려지게 된다. 선 자세를 취한 다음 천천히 숨을 들이쉬면서 손바닥을 아래로 향하게 한 채, 하복부 아래로 양손을 모아 가운데 손가락 끝이 서로 닿을 정도로 가까이 가져간다. 그대로 두 손을 끌어올리는데, 명치가까이 까지 올린다. 명치 정도에서 잠시 멈추었다가 그대로 하복부 아래까지 천천히 내린 다음 양손을 원래의 선 자세 위치로 한다. 처음부터 20~30회까지 되풀이한다.

(3) 양생법의 효과

마음의 수양과 적음의 미학

마음의 변화는 곧 신체로 직결되듯 마음의 안정은 무엇보다 건강한 삶에 있어서 우선시 되어야 할 요인이다. 우리는 각자 건강한 삶을 이어나가기 위해 질병이 발생하지 않도록 미연에 방지하는 것이 무엇보다 중요하다. 질병을 예방하기 위해서는 마음의 수양이 최선시 되어야 하는 데 이를 치심요법이라고 한다.

모든 질병의 발생은 마음에서 시작된다. 뿐만 아니라 질병의 속도 또한 마음먹기에 따라 달라지며 치료 시 가장 중요한 것도 이 마음이란 것이다. 이렇듯 질병의 예방과 치료에 치심요법은 이렇듯 중요하다.

진인은 병이 나기 전에 다스리는데, 의사는 이미 발병한 뒤에 다스린다. 병을 다스리는 것은 이른바 치심과 수양이요, 이미 병이 난 뒤에 다스리는 것은 약과 침구이다. 다스리는 법은 두 가지가 있으나 병의 근원은 하나이다. 모두 마음으로 말미암아 일어난 것이다. 고혈압 및 중풍의 치료는 특히 마음을 다스리는 법이 중요하다.

마음을 바르게 하기 위해서는 마음을 가라앉히고 의혹이나 불만, 원망, 괴로움 등을 털어버리고 마음을 비운다. 이러한 마음가짐은 편안함과 동시에 성정이 화평해지며 심지가 맑고 조용해진다. 그에 따라 기혈이 원활해지고 자연치유력이 증강되며, 항병력이 증강되

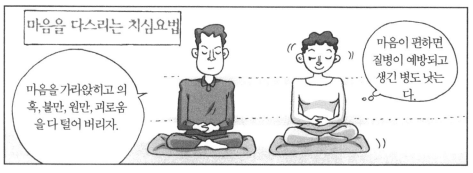

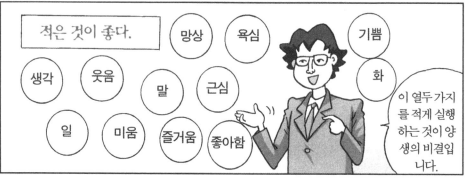

어 질병이 예방되고, 이미 생긴 질병도 치유된다.

양생의 요결을 살펴보면 우리는 '적음의 미학'을 통달하게 될 것이다. 먼저 양생의 12가지 요결이란 '잘 섭생하는 사람은, 생각을 적게 하고, 망상을 적게 하고, 욕심을 적게 가지고, 일을 적게 하고, 말을 적게 하고, 적게 웃고, 근심을 적게 하고, 즐거워하기를 적게 하고, 기뻐하기를 적게 하고, 적게 성내고, 좋아하는 것을 적게 하고, 미워하는 것을 적게 한다.'는 요결을 갖고 있다.

이 열두 가지 양생의 요결을 《동의보감》에서는 포박자를 통해 다음과 같이 말한다.

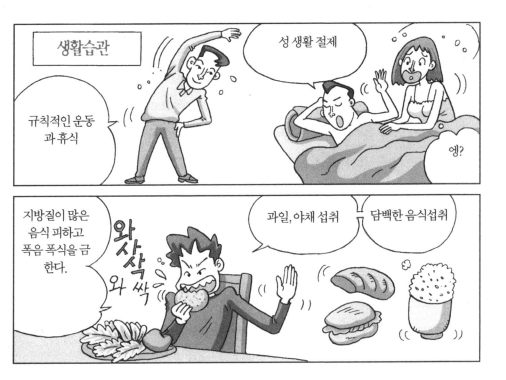

　"생각이 많으면 정신이 피로해지고, 망상이 많으면 뜻이 틀어진다. 욕심이 많으면 마음이 어둡고, 일이 많으면 형체가 피곤하다. 말이 많으면 기운이 결핍되고, 웃음이 많으면 오장이 상한다. 근심이 많으면 초조하고, 즐거움이 지나치면 뜻이 넘친다. 기쁨이 넘치면 마음이 착란하고, 성냄이 많으면 맥이 흐트러진다. 좋아하는 것이 많으면 혼미하여 정심을 잃고, 미워하는 것이 많으면 초췌하여 정기를 잃는다. 이 열두 가지의 많음을 제거하지 못하면, 영, 위가 도를 잃고 혈, 기가 망동하여 명을 잃는 근본이 된다."

　곧 생각을 적게 하면 심기를 기르게 되고, 욕심을 버리면 신기를 기르게 되고, 담백한 음식을 취하면 혈기를 기르고, 규칙적으로 운동을 하면 뼈의 기운을 기르고, 생냄을 피하면 간기를 기르고, 침을 뱉지 않고 삼키면 장기를 기르고, 다른 사람의 말을 듣고 깨달으면 신기를 기르고, 책을 많이 읽으면 담력을 기르고, 절후에 순응하면 원기를 기르고, 말을 적게 하면 내기를 기르고, 균형있는 영양섭취를 하면 위기를 기르게 된다. 이러한 자세로 올바른 섭생법에 따라 생활하면 진기가 길러지므로, 자연히 건강한 심신으로 살아갈 수 있고 질병을 방지할 수 있다.

규칙적 생활과 충분한 휴식

신체의 건강과 정신의 건강은 충분한 휴식과 규칙적인 생활을 통하여 개선시킬 수 있다. 이에 따른 요점을 정리해본다.

첫째, 일상생활에서 중풍을 예방하려면 규칙적인 생활을 통해 휴식과 운동을 적절하게 하는 것이 무엇보다 중요하다. 특히 중년 이후에는 자신에게 맞는 운동을 통하여 체력을 보강하고 60세 이상의 노인은 운동량을 안배하여 자신의 체력에 맞은 운동을 지속적으로 해야 한다.

둘째, 성생활을 절제하여 정기를 보존함으로써 체력쇠약을 방지한다.

셋째, 낙관적인 사고방식을 통해 편안한 마음을 유지함으로써 칠정으로 인한 손상을 방지한다.

넷째, 음식을 절제하여 담백한 음식을 주로 섭취한다. 신선한 과일, 야채 등을 적당하게 섭취하고, 지방질이 많은 음식을 피하며, 폭음, 폭식을 금한다.

이 모두 한꺼번에 말한다면 '너무 적게 움직여서도 안 되고, 너무 많이 먹어서도 안 되며, 너무 일찍 자서도 안 된다. 그리고 담백한 음식과 야채류를 주로 하여 먹고 많이 걸으며, 휴식이나 운동을 적절하게 해야 한다.' 는 것이며, 이것이 바로 중풍에 대한 예방의학사상이다.

중풍의 식단조절요법

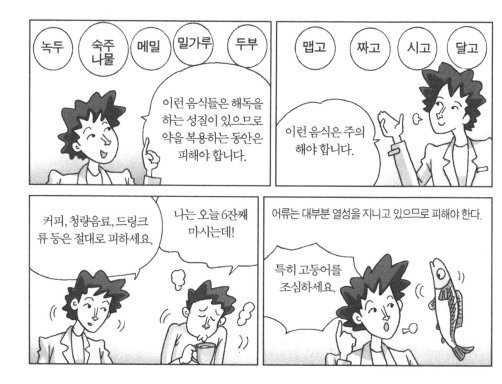

의식주라는 말이 있듯이 사람이 삶을 영위하는 데 있어 가장 중요한 점의 하나로 먹는 일은 빼놓을 수 없다. 한방에 따른 식사요법에 따르면 본초나 음양오행사상에 영향을 받은 것으로 생각되는 갖가지 금기, 계절과 음식물과의 관계, 오장과 오미의 관계 등 자세한 식생활의 실천법을 포함하고 있다. 이는 단순히 맛있는 음식에 대한 추구의 관점에서가 아니라, 심신을 최고의 상태로 유지하여 건강하게 장수하는 데에 그 목적을 두고 있다. 그 결과 병에 걸린 뒤 약으로 치료하는 것이 아니라, 병을 예방하기 위한 식사방법을 최우선으로 삼은 것이다.

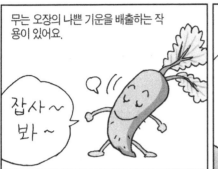

무는 오장의 나쁜 기운을 배출하는 작용이 있어요.

잡사~ 봐~

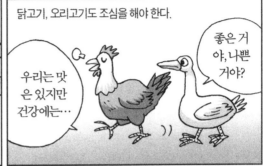

닭고기, 오리고기도 조심을 해야 한다.

우리는 맛은 있지만 건강에는…

좋은 거야, 나쁜 거야?

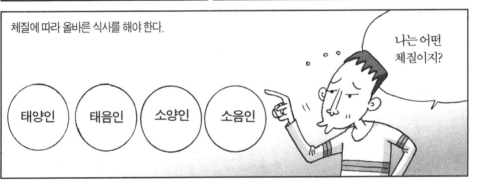

체질에 따라 올바른 식사를 해야 한다.

태양인　태음인　소양인　소음인

나는 어떤 체질이지?

식사요법의 약물효과 상승관계

약을 복용하는 데는 약과 음식이 치료효과를 상승시키는 작용과 감소시키는 작용이 있을 수 있다. 한의학의 전통적인 식사요법은 약물의 효과와 상승, 상쇄관계가 있다.

먼저 육류를 살펴보면 닭, 돼지, 소, 개 등 같은 육류라고 하지만 각 성질을 다르게 나누고 있다. 닭고기는 열성, 돼지고기는 찬 성질을 가지고 있다. 그뿐 아니라 육류는 우리 몸의 기혈순환을 지체시키기도 하므로, 식사요법을 위해서는 반드시 전문가와 상의해 음식을 조절한다.

두 번째, 녹두 또는 숙주나물, 메밀, 두부 등은 모든 약물을 해독하는 성질을 가지고 있다. 그러므로 약을 복용하는 동안에는 피해야 한다.

 셋째, 술은 우리 몸에서 대열하고 대독하기 때문에 약력의 효과를 예상할 수 없을 만큼 지나치게 높일 수 있어 약 복용 중에는 금하도록 한다.

 넷째, 가장 피해야 할 식단으로 맵고, 시고, 짜고, 단 음식이다. 약물에는 그 성질에 따라 해가 되고 독이 되는 경우가 많다. 이것은 평소의 음식에서도 매우 중요하다. 위장관련질환의 경우, 자극성이 강한 매운 음식은 주의해야한다. 혈압이 높은 경우에는 짠 음식을 조심하고, 당뇨가 있을 때는 단 것을 피해야 한다.

 다섯째, 커피 및 청량음료 등은 정신신경계질환이나 심장질환의 병세를 악화시킬 수도 있으므로 주의해야 한다. 특히 환자 자신의 성격이 예민한 경우에는 더욱 위험할 수 있다.

 여섯째, 조기, 멸치, 갈치, 미역, 굴, 조개, 고등어 등은 어류 중에서도 열성을 가지고 있으므로 날 것을 피하도록 한다. 기름기가 많은 고등어는 순환을 지체시키는 작용도 있으므로 주의해야 한다.

 이 밖에도 간기능에 이상이 있을 경우 생채류를 익혀 먹는 것이 좋으며 닭고기는 열성으로 풍화를 동하게 함으로 주의해야 할 것이다. 또한 오리 고기는 중풍 환자가 먹을 때 특히 조심해야 할 음식이다.

체질과 중풍 예방 음식

의식동원 또는 약식동원의 사상을 살펴보면 우리나라는 평소 일상 식을 통해서 몸을 보하고 질병을 예방하며 성인병 등에 좋은 식품들을 연구해 온 것을 알 수 있다. 음식은 약물보다 기의 편향이 적어, 약물에 비해서는 인체에 민감하지 않다고 할 수 있다. 그런 중에도 체질에 따라 유리한 음식과 불리한 음식이 있다. 그 영향이 비록 적다고 해도 음식물은 장기간에 걸치는 것이므로 오히려 약물보다 더욱 중요하다고 할 수 있다.

체질이란 각 장기의 기능과 기질의 강, 약, 성, 쇠, 장기 상호간의 균형을 구분하여 모든 사람을 태양인, 태음인, 소양인, 소음인의 네 가지 형으로 나눈 것으로 사상의학적 용어이다. 사상의학에서는 모든 질환은 그 사람의 체질적인 소인, 곧 장기의 차이에서 기인한다고 본다. 사상의학에 의하면, 같은 음식이라도 각기 체질에 따라 그에 대한 반응도 다르게 나타나고, 그러므로 각자 체질에 맞는 음식물을 섭취하는 것이 건강유지와 체력 향상에 도움이 되며, 각종 성인병과 만성병의 예방과 치료에도 효과적이다.

식단계획을 세울 때 이로운 음식과 해로운 음식을 구분해 각자의 몸에 좋은 음식을 섭취하는 것이 바람직하다. 이를 위해 체질에 따른 이로운 식품과 해로운 식품군별 분류표를 덧붙인다.

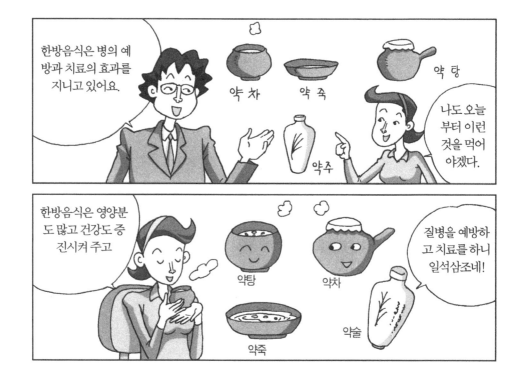

음식치료의 효과와 화학약제의 양면성

우리가 일반적으로 가장 잘 알고 있는 동의보감》,《향약집성방》에 따르면 우리 민족이 만들어 이요하고 발전시켜 온 약차, 약죽, 약탕, 약주 등의 기록을 발견할 수 있다. 이들 한방음식은 한약재와 음색 재료를 함께 조리해 음식의 기능과 함께 병의 예방과 치료의 효과를 지니도록 고안된 식품이자 치료약이라고 할 수 있다.

현대사회로 접어들면서 화학약제들의 긍정적인 약효와는 달리 우리 몸에 미치는 좋지 않은 영향이 밝혀지면서 임상에서 한방음식에 대한 요구가 높아지고 있다. 우리가 질병 치료에서 큰 도움을 받고

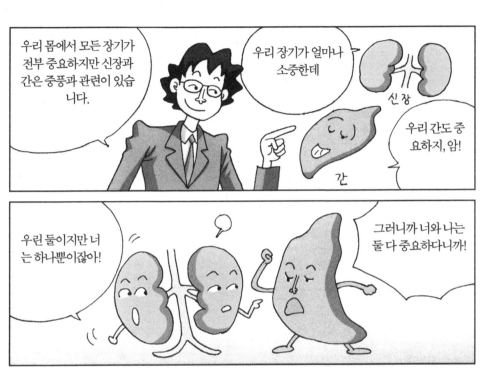

있는 화학약제들은 '약 주고 병 주는' 경우가 뜻밖에도 많기 때문이다.

한방음식은 우리 몸에 필요한 영양분을 공급하면서 그와 동시에 건강을 증진시킨다. 그뿐 아니라 우리 몸의 질병을 예방하고 치료한다. 여러 측면에 걸친 효과를 위해 한방음식은 한약과 식품을 재료로 하여 일정한 처방에 따라 조리해야 한다. 그러기 위해 음식물로서의 특징과 질병의 예방 치료적인 작용, 우리 몸을 위한 영양공급작용이 동시에 충분히 고려되어야 하기 때문에 한약의 약성과 작용, 음식물의 맛과 영양 어느 것도 소홀해서는 안 된다.

한의학의 침치료

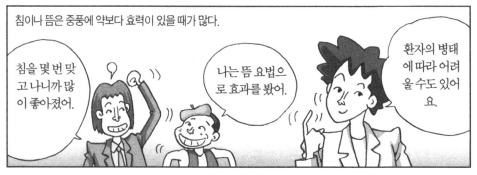

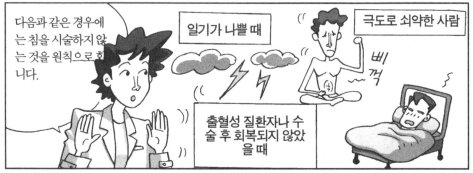

(1) 침 치료의 효과와 유의점

침은 기를 통하게 하고 피의 흐름을 좋게 하여 중풍으로 신경마비, 운동장애가 왔을 때 운동요법과 병행하면 효과가 좋다.

침을 시술할 때는 먼저 침과 침 놓을 경혈부위를 소독하고 체위를 안정시켜야 한다. 그리고 환자에게 침구치료의 경험 유무를 물어서 경험이 없는 환자는 침에 대한 인식을 주지시켜 공포감을 없애주는 것이 좋다. 다음은 긴장을 풀기 위해 자침할 경혈부위의 근육을 문질러준다. 자침 후에는 환자의 안색을 예의 주시하여 부작용 유무를

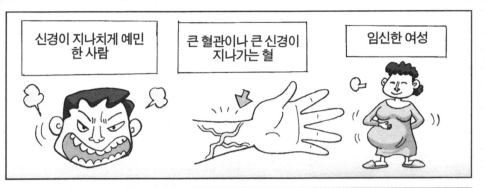

신경이 지나치게 예민한 사람

큰 혈관이나 큰 신경이 지나가는 혈

임신한 여성

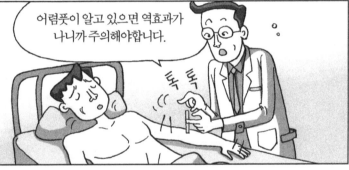

중풍발작과 같은 뜻하지 않은 사태를 당했을 때 침의 원리를 이용한 간단한 자극방법을 알고 있다면 커다란 위험을 예방할 수 있다.

어렴풋이 알고 있으면 역효과가 나니까 주의해야합니다.

똑 똑

살핀다.

침은 한방의 보사법 중 사법에 속하므로 오탈불가사(五奪不可瀉)라 하여 형용이 미리 쇠한 자나 출혈이 과다했던 자, 땀을 많이 흘렸거나 설사를 많이 한 자, 산후에는 침을 안 놓는 것이 원칙이다. 그리고 중풍 환자에 대해서는 몸이 몹시 허약해 있을 때는 침 대신 뜸 시술을 하는 것이 좋다.

일반적으로 다음과 같은 경우에는 침을 시술하지 않는 것을 원칙으로 한다.

첫째, 일기가 불순할 때.

둘째, 극도로 쇠약한 자.

셋째, 출혈성 질환자나 수술 후 회복되지 않았을 때.

넷째, 신경이 지나치게 과민한 자.

다섯째, 큰 혈관이나 큰 신경이 지나가는 혈.

여섯째, 임신한 여성.

(2) 응급치료의 침치료

갑작스러운 발작으로 인사불성, 정신혼미, 언어장애를 수반하는 중풍의 침 치료에는 혈액순환의 장애요인인 혈담을 제거하여 혈액순환을 원활하게 하는 응급치료를 한 뒤에 전문의에게 의뢰한다.

한 사례를 예를 들면 중풍 발작이 일어날 때 열 손가락 끝에 있는 십선혈(十宣穴)을 사혈한다. 십선혈의 사혈은 초기의 중풍치료에서 기와 혈의 순환을 원활하게 하여 중풍의 진행을 완화시킬 수 있다. 그러나 신경이 예민한 사람이면 오히려 혈압상승의 원인이 되기도 하므로 주의해야 한다.

일상생활에서 중풍 발작과 같은 뜻하지 않은 사태를 당했을 때 침의 원리를 이용한 간단한 자극방법을 알고 있다면 위험을 예방할 수 있다. 더욱이 이러한 방법을 이용하는 데는 특별한 도구가 필요 없다. 자극이 될 수 있는 머리핀, 이쑤시개 또는 손 지압 등의 간접자극으로도 효과를 거둘 수 있다. 만일 한두 개의 침과 뜸을 상비하고 있다면 더욱 큰 효과를 기대할 수 있다. 이때의 자극방법은 침 치료 때처럼 유침법을 이용하지 않고 자극만 주고 즉시 침을 뽑아도 좋다. 부작용은 걱정하지 않아도 된다.

중풍에 효과적인 경혈은 다음과 같다.

▶ 중장부폐증 주치혈 : 급성기

십선(출혈시), 백회, 인중, 태충, 합곡, 중완, 풍륭, 용천, 면회.

▶중장부탈증 주치혈 : 급성기

심궐, 기해, 관원

세 개의 혈에 뜸을 떠서 사지에 맥이 통하도록 한다. 만일 계속 의식이 맑지 못하면 인중, 구미, 신문에 뜸을 놓는다. 인중은 정신을 맑게 하고, 구미, 신문은 정신을 소생시킨다.

▶중경락 주치혈 : 회복기

지창, 협거, 합곡, 곡지, 풍지, 태충, 열결, 행간, 하관, 협거, 외관, 환도, 풍시, 양릉천, 현종.

침 시술 때 마비된 쪽은 가벼운 자극으로 유침(留鍼)하며 건강한 쪽은 강하게 자극하되 유침은 하지 않는다.

중풍 환자의 간호관리와 중요성

간호인의 중요성과 임무

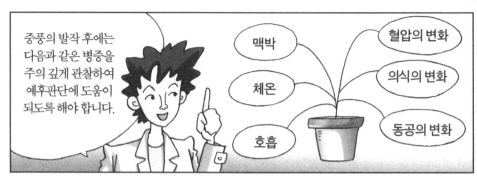

중풍의 발작 후에는 다음과 같은 병증을 주의 깊게 관찰하여 예후판단에 도움이 되도록 해야 합니다.

맥박

체온

호흡

혈압의 변화

의식의 변화

동공의 변화

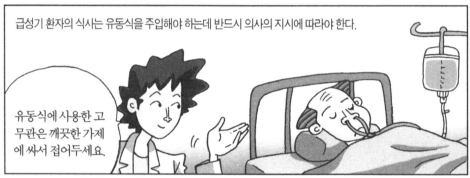

급성기 환자의 식사는 유동식을 주입해야 하는데 반드시 의사의 지시에 따라야 한다.

유동식에 사용한 고무관은 깨끗한 가제에 싸서 접어두세요.

중풍은 그 위험성이 높은 만큼 급성기의 환자는 대부분 병원에서 간호사들의 보살핌 아래 치료를 받으며 이후 회복기에 들어서며 가족들의 간호와 병원 치료를 계속해 나간다. 앞서 말한 것처럼 회복기에 들어서면 대부분의 환자들은 퇴원하여 집에서 몸을 관리해야 하는 데 이때는 가정에서의 간호가 아주 중요하다. 그러므로 간호사는 물론 환자의 가족들도 환자를 간호하는 방법을 익혀두어야 한다.

간호인의 중요성과 임무
행동의 폭이 자유롭지 못하고 행동할 수 없는 상태의 중풍 급성기

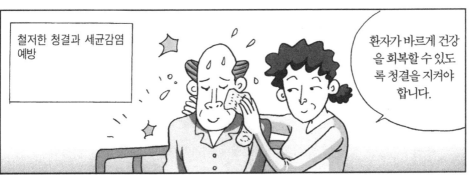

철저한 청결과 세균감염 예방

환자가 바르게 건강을 회복할 수 있도록 청결을 지켜야 합니다.

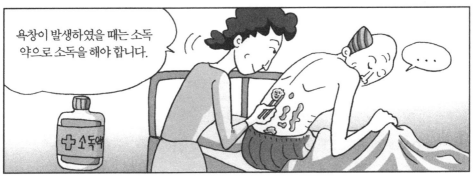

욕창이 발생하였을 때는 소독약으로 소독을 해야 합니다.

소독액

...

환자는 차이에 따라 다르지만 대소변마저 가리지 못하는 경우가 있다. 그러므로 환자를 자세히 관찰하여 필요한 증상에 적극적으로 조치해 병세가 호전되도록 하고, 후유증과 합병증을 줄여야 한다. 이를 위한 간호하는 사람의 임무는 매우 중요하다.

 간호에 있어 가장 중요한 점은 병실의 청결과 안정을 유지다. 이는 환자가 휴식을 취하고 건강을 회복하는 데 유리할 뿐만 아니라, 정상적으로 간호해 나가는 데도 유리하다. 그리고 환자가 혼미상태나 반신불수 또는 극도로 흥분한 상태에서 불안해할 때는 특별히 안전에 주의해야 한다. 침상에서 떨어지거나 부딪쳐 상해를 입지 않도록 세

심하게 배려해야 하며, 일상용품도 뜻밖의 위해를 일으킬 수 있으므로 환자의 몸이 닿지 않는 곳에 두고, 만약 틀니를 하고 있는 환자라면 뽑아 다른 곳에 보관하는 등으로 잘 관리해야 한다. 그 외에도 불필요하게 환자를 이동시켜서는 안 되고, 출혈성 중풍 환자는 머리 부분을 약간 높게 하여 눕혀야 하며, 얼음찜질을 하여 재출혈을 방지하도록 한다.

중풍 발작 후에는 특히 체온, 맥박, 호흡, 혈압의 변화, 의식의 변화, 동공변화 등의 병증을 예의 주시하여 기록, 예후 판단에 도움이 되도록 해야 한다.

첫째, 체온, 맥박, 호흡, 혈압의 변화에는 지속적인 관심을 가지고 점검해야 한다. 두 개 내압이 높아진 환자에게는 호흡, 순환 및 체온 조절중추의 기능장애가 발생하는데, 초기에는 혈압이 오르고 맥박과 호흡이 빨라지며 때로는 중추성 고열이 나타나기도 한다. 후기에는 호흡중추가 쇠약해져 임상에서 호흡곤란이 나타나는데, 심할 때는 숨을 몰아쉬는 증상을 보이기도 한다. 맥박이 점차 약해지고 체온과 혈압이 떨어지면 병증이 위중함을 알아야 한다.

둘째, 의식의 변화는 뇌수종과 두개 내압의 높고 낮음을 판단하는 중요한 자료가 된다. 두 개 내압이 높은 환자는 반응이 느리고 의식이 몽롱하므로 자세히 관찰해야 한다. 간단한 질문을 해 각막반사를 살피고, 자침하거나 안구상방신경을 압박해 그 반응으로써 환자의 의식장애 정도를 판단할 수 있다.

셋째, 동공변화는 주로 동공의 크기, 양쪽의 대칭 여부 및 대광반사 등을 관찰한다. 만약 한쪽 동공이 확대되고 반대쪽 팔다리에 반신불수가 오면 대개 동공이 확대된 쪽에 혈종이 있음을 뜻하며, 양쪽 동공이 축소되면 뇌간의 손상을 뜻한다. 그리고 양쪽 동공이 확대되면 각종 반사가 나타나지 않는데, 이는 흔히 임종 전에 나타나는 증상으로 알려져 있다.

위의 병증관찰 내용은 상세히 기록해야 하는데, 혼수 초기에는 일반적으로 30분~1시간에 한 차례씩 관찰한다. 환자의 혼수증세가 가중되면 동공이 커졌다 작아졌다 하고 호흡이 불규칙하며, 맥박이 미약하고 혈압에 불안정한 증상이 나타나므로 신속히 의사에게 알려 조치하도록 한다.

급성기 환자의 음식섭취

중풍 급성기 환자의 음석 섭취 시 유의해야 할 사항으로 다음과 같은 점을 고려해볼 수 있다.

첫째, 음식물을 삼키지 못하는 혼수상태의 환자는 의사의 지시에 따라 고무관을 코에 삽입하여 미음 등의 유동식을 주입해 주어야 한다.

둘째, 유동식을 주입할 때 양이 너무 많거나 빨리 주입하지 않도록 하여 딸꾹질과 구토 등을 막도록 한다.

셋째, 유동식을 주입한 후에는 따뜻한 물을 약간 흘려보내고, 손으로 고무관을 꽉 막음으로써 공기가 위로 들어가는 것을 방지한다.

넷째, 유동식 주입이 끝난 후 고무관은 2~3cm 간격으로 접어 깨끗한 가제에 싼 다음 집게로 집어두도록 한다.

다섯째, 식사할 때는 앉은 자세가 가장 좋다. 그러나 앉아서 할 수 없을 때는 이불이나 베개 등으로 상반신과 머리 부분을 받쳐주어 음식물을 삼키기에 편하도록 한다.

여섯째, 유동식은 먹이기 전에 반드시 손등에 떨어뜨려 너무 뜨겁지 않은지 온도를 살피도록 한다.

일곱째, 유동식을 먹일 때는 빨대나 주전자를 이용하는데, 천천히 조금씩 먹도록 함으로써 음식이 기관지로 들어가지 않게 한다.

합병증 예방을 위한 환경조성

빠른 건강 회복의 첫걸음은 중풍 환자에 대한 심리적 배려와 각종 합병증 예방 환경 조성에 있다. 약해진 몸 상태와 원활하지 못한 기능으로 환자는 합법증 유발 위험에 놓이게 되는 데 이를 위하여 다음과 같은 점을 고려한다.

첫째, 혼수에 빠진 환자는 많은 경우 연하곤란증상으로 입 안에 분비물이 넘어가지 않고 쌓이게 된다. 그래서 세균과 곰팡이에 쉽게 감염될 수 있으므로 구강청결에 유의해야 한다. 냉수, 생리식염수, 3% 과산화수소 등의 소독제를 면봉에 묻혀 2~3시간마다 입안을 닦아준다. 그리고 입술이 갈라졌을 때는 글리세린 등을 발라준다.

둘째, 환자가 혼수에 빠져 있을 때는 눈이 완전히 감기지 않으므로 쉽게 각막이 건조해지고, 먼지 등이 눈으로 들어가 각막염, 각막궤양, 결막염 등이 발생한다. 그러므로 이를 막기 위해서는 하루 한 차례씩 1% 붕산수나 생리식염수로 눈을 씻은 뒤 의사의 지시에 따라 안약을 투여하고, 소독한 가제를 씌워줌으로써 안질환의 발생을 방지한다.

셋째, 병실의 온도와 습도를 적절하게 유지한다. 일반적으로 온도는 18~21℃, 습도는 55%가 적당하다. 만약 실내가 건조하면 먼지가 날려 환자의 기도(氣道)점막을 자극해 기침이 심해진다. 실내의 습도를 일정하게 유지하기 위해서 더울 때는 물을 뿌려주고 겨울에는 가습기를 이용하거나 난로 위에 주전자를 얹어놓는다. 그리고 감염을 방지하기 위해 감기 환자의 병문안을 엄금하고, 정기적으로 식초를 사용해 병실을 훈증(燻蒸), 소독한다.

넷째, 기침은 일종의 보호성 반사로, 기도의 분비물을 몸 밖으로 배출하는 작용을 한다. 그래서 누워 있는 환자의 자세를 바꿀 때마다 8~10회 정도 심호흡과 기침을 하도록 한다. 그러나 기침이 심하면 환자의 안면과 휴식에 좋지 않은 영향을 끼쳐 병세를 가중시키거나 재발의 우려도 있으므로, 이때에는 전문의와 상의하여 치료해야 한다.

다섯째, 환자의 체위는 가끔씩 바꾸어주는 것이 좋으며, 때가 되면 환자의 등을 두드려줌으로써 가래를 뱉어낼 수 있도록 도와준다. 입을 크게 벌리고 담을 뱉거나 힘없이 기침을 하다가 기도가 막혀 질식하는 경우도 있다. 이럴 때는 혼수상태의 환자와 마찬가지로 가래를 빼내주어야 하는데, 비상용으로 흡담기(吸痰器)를 준비한다. 가정에서는 50~10㎖ 정도의 주사기에 고무관을 끼우면 간이흡담기로 사용할 수 있다.

여섯째, 호흡기질환이 있거나 가래가 많은 환자는, 특히 잠을 잘 때 가래를 쉽게 뱉을 수 있도록 옆으로 누운 자세를 취해준다. 올바른 자세는 폐순환을 도와주고 기도에 고여 있는 가래가 잘 나오게 해주며 불구를 예방할 수 있다.

올바른 자세는 다음과 같다.
① 첨족이 되지 않게 발판을 댄다.
② 둘둘 만 타월을 마비된 쪽 손으로 쥐게 한다.
③ 마비된 쪽(患側) 대퇴부와 장딴지 옆에 모래주머니를 간다.
④ 환측 팔꿈치를 직각으로 벌려 손을 이불 위에 올려놓도록 한다.
⑤ 환측 팔꿈치를 직각으로 하여 손을 어깨 위로 올려놓는다.
⑥ 환측 팔꿈치를 곧게 펴고 손바닥이 위를 향하게 한다.
⑦ 옆으로 누운 자세를 취할 때는 옆으로 반듯하게 눕히고 베개나 방석 등으로 마비된 쪽의 팔과 다리를 받쳐준다.

잘못된 자세는 다음과 같다.

① 넓적다리가 벌어져 다리가 바깥쪽으로 비틀어진다.

② 손은 엄지손가락을 구부린 상태로 굳어진다.

③ 발끝이 안쪽으로 구부러져 첨족이 된다.

정서적 위로와 신뢰

중풍 환자는 갑자기 변화된 환경과 신체 기능으로 인하여 의기소침하거나 정서가 불안정하여 쉽게 흥분하고 작은 일에도 화를 잘 낸다. 인내심을 가지고 환자를 위로, 격려함으로써 질병을 이겨낼 수 있다는 믿음을 일깨워주어야 한다. 다음과 같은 환자의 상황을 이해 및 고려하여 환자의 심중을 헤아리고 위로하도록 한다.

첫째, 중풍 초기 이후 환자는 점차 주위 사정을 분별하게 된다. 이때 반신불수 등으로 많은 경우 좌절감을 느끼게 되어, 우울, 울분, 적개심 등을 나타내기도 한다.

둘째, 이러한 경우 환자에게 무슨 일이 일어났는지 어떤 상태인지, 어떻게 진행될 수 있는지 설명해 준다.

셋째, 뜻하지 않은 울음이나 부적당한 웃음으로 간호하는 사람이나 가족들을 놀라게 할 수 있는데, 이러한 감정표출은 환자 자신의 진정한 감정이 아니다. 이것은 일종의 증상으로 시간이 지나면 가벼워지거나 없어진다.

넷째, 이러한 증상만이 아니라 인격 장애 등으로 환자의 성격에 변화가 일어날 수도 있다.

다섯째, 환자에게 나타나는 심리적인 문제를 위해 입원해 있을 때는 가족의 방문이 환자의 안정감을 위해 좋은 효과를 가져 올 수 있다.

여섯째, 같은 사람이 계속 간호하는 것이 환자의 심적인 안정과 치료를 위해 효과적이고, 여러 사람과 같이 있게 하는 것이 언어치료에 도움이 될 수 있다.

일곱째, 정상인처럼 환자를 대하면서 함께 대화를 나누는 것이 환자에게 흥미를 북돋워주고 안도감을 줄 수 있다. 이때 환자를 비판하거나 절망스러운 내용은 피하고, 치료 가능성에 대해 용기를 주고 격려하도록 한다.

안전관리의 유의 사항

신체적 기능과 정서적 안정이 절대적으로 필요한 중풍환자의 간호관리시 다음과 같은 안전상 위험에 대해 대처해야 한다.

첫째, 다리의 근력이 몹시 쇠약해진 상태에서 보호자 없이 혼자 걷다가 실족하기 쉬우므로 주의해야 한다.

둘째, 의식장애와 함께 불안해하는 증세가 있는 환자는 침대에서 떨어질 위험이 있다. 이런 경우에는 침대의 보호철책을 올리거나 긴 의자를 침대 옆에 붙여둔다. 의식장애가 심할 때는 신체적 억제대를 이용한다.

셋째, 찜질팩을 이용할 경우 마비된 부위는 감각이 둔하거나 없기 때문에 화상을 입지 않도록 주의해야 한다.

넷째, 복도나 병실 바닥에 물기가 있으면 미끄러져 넘어지기 쉬우므로 미리 조심해야 한다.

다섯째, 환자가 어지럼증 등으로 넘어졌을 때는 편안하게 눕히고 즉시 의사에게 연락을 취한다.

여섯째, 겨울에는 특히 병실의 온도와 환기에 신경을 써야 한다. 너무 추우면 혈압이 올라 재발할 위험성이 있기 때문이다.

욕창의 예방과 치료

앞서 살펴 본 봐와 같이 중풍 진행시 원활하지 못한 신체기능으로 욕창이 발생 할 수 있다. 욕창은 감염 및 피부조직 괴사로 인하여 고통이 따르므로 욕창을 예방하기 위해서는 평소에 다음과 같은 조치가 이루어져야 한다.

첫째, 환자가 누워 있기만 할 때는 2~3시간마다 자세를 바꾸어 준다. 환자의 자세를 바꿀 때는 몸을 침상에서 약간 들어 올림으로써 침상에 끌려 피부가 손상되지 않도록 한다. 자세를 바꾼 다음에는 침대보 또는 요, 이불, 옷 등을 정돈해 준다.

둘째, 자주 안마를 해준다. 환자가 압력을 많이 받는 돌출부위를 손바닥으로 가볍게 안마해 준다. 돌출부위에 욕창이 발생하기 쉽기 때문이다. 돌출부위에 오는 압력을 줄이기 위해서는 공기주머니나 방석 등으로 받쳐주는 것도 좋은 방법이다.

셋째, 안마할 때 50% 알코올에 홍화, 적작약 등을 담가두었다가 필요한 부위에 발라주면서 안마를 하거나, 뜨거운 물에 넣어 꼭 짠 수건으로 닦아준 다음 윤활제를 바르면서 안마를 해주어도 좋다. 더운 여름철에는 땀이 많이 나므로 언제나 땀띠를 방지하는 파우더를 발라주어야 한다.

넷째, 매일 따뜻한 물에 손발을 담가줌으로써 팔다리의 혈액순환을 촉진해준다.

다섯째, 피부가 메말라 비듬이 생기면 30% 글리세린 액을 발라 준다.

여섯째, 환자의 의복이나 이불 등은 자주 갈아주고 씻어줌으로써 청결하고 건조한 상태를 유지한다. 특히 환자의 대소변으로 오염된 침대보를 그대로 두어서는 안 된다.

욕창 발병을 예방하기 위해 적절한 조치를 취함과 동시에 영양공급에 힘써 환자의 저항력을 높였는데도 욕창이 발생했을 때는 이에 따른 적절한 조치를 취해야 한다.

첫째, 피부가 붉어지는 초기단계에는 50% 알코올에 홍화, 적작약 등을 담가두었다가 이를 바르면서 안마하거나 또는 네 차례 쑥을 태워 훈증해 혈액순환과 저항력을 증가시킨다.

둘째, 피부가 자홍색을 띠고 수포가 생기는 단계에는 의사의 지시에 따라 적당한 약용 연고 등을 발라주고, 수포가 클 때는 소독한 후 수포 안의 액체를 뽑아내고 소독한 가제로 덮어준다.

셋째, 수포가 짓물러 터져 감염되었을 때는 쑥을 태워 훈증한다. 이때는 주의력을 집중하여 불똥이 상처에 떨어지지 않도록 하며, 매회 10분 가량 훈증한다.

넷째, 괴사한 조직이 검은색을 띠고 탈락한 후에는 깊은 궤창(潰瘡)이 나타나는데, 심한 경우 근육층과 골격에까지 미친다. 이러한 때는 반드시 전문의와 의논해 치료해야 한다.

급성기 환자의 변증간호

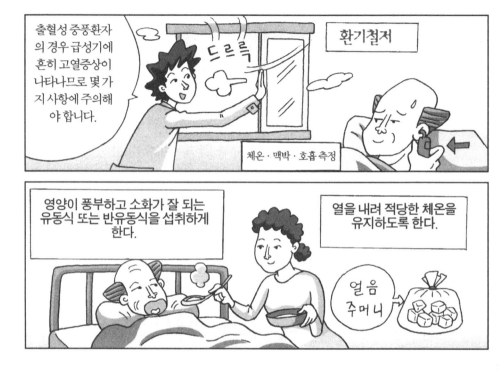

간호의 첫 의무 병세관찰

병세의 변화를 관찰하는 것은 질병의 예후를 판단하는 중요한 근거이자 간호의 빼놓을 수 없는 의무이다. 간호인은 병세 관찰에 있어서 다음과 같은 점을 상기한다.

첫째, 중풍 환자가 혼미에서 깨어나는 것은 순증(順證)으로, 위중한 병세에서 가벼운 상태로 진행되었음을 나타낸다. 그리고 의식이 맑은 상태에서 점차 혼미한 상태로 바뀌는 경우는 역증(逆證)으로 이는 병세가 가벼운 데서 위중한 상태로 진행되었음을 나타낸다.

둘째, 환자의 손발이 차가운 상태에서 따뜻한 상태로 바뀌는 것은

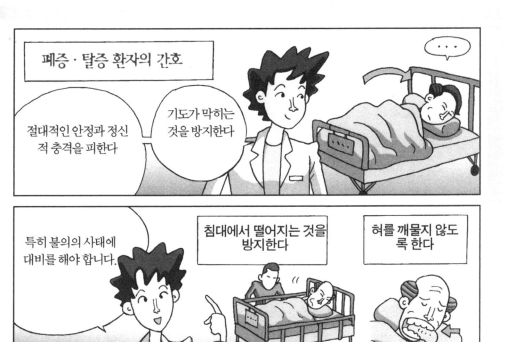

순증, 양기가 회복되어 감을 나타낸다. 그리고 따뜻한 상태에서 차가운 상태로 바뀌는 경우는 역중, 이는 폐중에서 양기가 빠져나가려 하고, 탈중으로 전환됨을 나타내는 것으로 그 예후가 좋지 않다.

셋째, 양폐중의 중풍 환자의 맥이 느리고 약해지면, 양기가 갑자기 빠져나갈 위험성이 있다. 그리고 중풍 환자의 맥이 갑자기 팽팽하고 빨라지면 많은 경우 재발할 가능성이 크다.

고열증상과 간호 유의사항

급성기 출혈성으로 인한 중풍 환자는 고열 증상이 나타나기 쉽다.

고열 증상은 크게 두 가지로 나눌 수 있는 데 뇌혈관의 병변이 체온 조절중추에 영향을 미치게 되며중추성 고열로 나타나거나, 중풍에 장부(臟腑)의 감염이 합병된 결과인 감염성 고열이 있다.

고열인 중풍 환자를 간호하기 위해서는 다음의 몇 가지 사항에 유의해야 한다.

첫째, 전문의의 지시에 따라 적극적이고 효과적으로 치료한다.

둘째, 병식의 통풍과 환기를 철저하게 하여 환자가 좋은 환경에서 안정할 수 있도록 한다. 환자가 땀을 흘릴 때는 즉시 닦아주고 젖은 옷과 시트는 바꾸어 감기의 예방에 힘쓴다.

셋째, 하루 4~6차례 환자의 체온, 맥박, 호흡을 측정하는데, 체온이 정상으로 회복된 2~3일 후까지 측정하고, 이를 자료로 하여 발열의 유형과 치료효과, 반응 등을 파악한다.

넷째, 고열 중풍 환자는 열량 소모에 따라 많은 수분이 필요하다. 입맛이 없고 소화능력도 약하므로, 영양이 풍부하고 소화가 잘 되는 유동식 또는 반유동식을 섭취하게 하고 과일을 많이 먹도록 하며, 기름진 음식은 피한다. 그리고 섭취하는 수분의 양과 배뇨량을 비롯해 대사에 평형을 유지하도록 한다.

다섯째, 적극적으로 열을 내려 체온을 적당한 정도까지 낮추어야 한다. 실증의 고열환자는 찬물에 적신 수건이나 얼음주머니를 이용해 두부의 온도를 내리고 체온을 낮춘다.

폐증, 탈증 환자의 간호와 주의 사항

중풍이 장(臟)에 들면 대개 위중한 병세로 나타나는 폐증 또는 탈증이 발생한다. 폐증과 탈증의 발생 후 간호인은 다른 어떤 시기보다 환자의 상태에 관심을 기울이며 다음의 몇 가지 사항에 대해 주의한다.

첫째, 중풍의 폐증 또는 탈증은 그 대부분이 출혈성 중증이다. 이때 환자는 절대적인 안정을 취하고 정신의 충격을 피한다. 누워있는 환자의 머리 부위를 약 30~50cm 높여 기혈이 역류하여 병세가 가중되는 것을 막으며, 그와 함께 환자의 머리 위에 얼음주머니를 올려놓아 출혈 또는 혼수상태에 빠져드는 것을 방지한다.

둘째, 기도가 막히는 것을 방지한다. 옷의 묶임을 느슨하게 풀어주고 틀니나 머리핀 등을 제거한다. 가래가 심할 때는 머리를 한쪽으로 눕혀 기도가 막히지 않게 하고, 구토가 심할 때는 내관, 합곡 등에 침을 놓는다. 또는 생강즙을 몇 방울 혀에 떨어뜨리거나 생강조각으로 혀를 문질러준다. 만약 환자의 호흡이 촉박하고 안색과 손톱이 청자색을 띠면 기혈이 잘 통하지 않아서이므로 전문의에게 알려 산소흡입을 서둘러야 한다.

셋째, 불의의 사태를 예비한다. 초조하고 불안해하는 환자는 침상에 난간을 설치해 환자가 떨어지는 것을 막고, 근육 당김 증상이 심할 때는 가제로 싼 압설자(壓舌子)를 어금니 사이에 물려 혀를 깨물지 않도록 한다.

회복기 환자의 간호

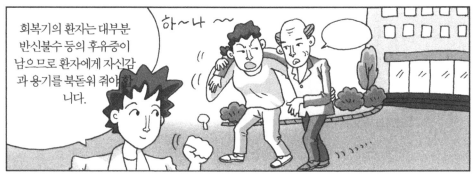

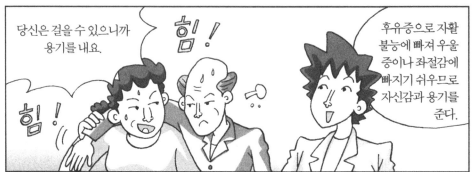

회복환자의 기능단련

반신불수 등의 휴유증은 회복기 환자의 대부분이 겪고 있는 증상이
다. 갑작스런 신체변화로 정신적으로 불안정한 환자에게 자신감과
용기를 북돋워주고 순서에 따라 점진적인 기능단련을 진행해 나가
야 한다. 팔다리가 마비되어 자주적으로 움직이지 못할 때는 환자가
피동운동을 하는 것을 도와주고 마비된 부위를 마사지해 주며, 관절
의 굴신과 회전, 안으로 구부리고 바깥으로 펴는 등의 활동을 하도록
하여 기혈의 운행을 촉진함으로써 근력을 키워준다.

팔다리의 마비가 점차 회복되어 몸을 가눌 수 있을 때는 환자에게

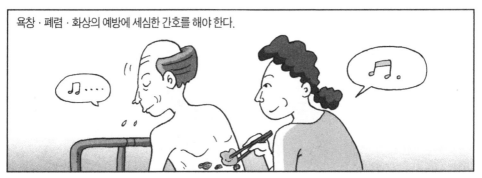

욕창 · 폐렴 · 화상의 예방에 세심한 간호를 해야 한다.

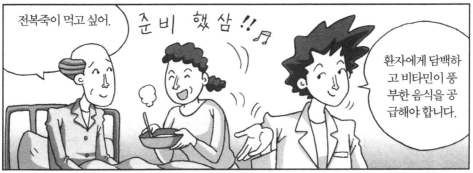

자주적인 운동을 하게 된다. 그리고 환자가 일어설 수 있을 때는 될 수 있는 대로 빨리 걷는 훈련을 하도록 한다. 이때 보행자세, 지구력, 속도, 안전에 주의한다. 중풍의 후유증으로 언어장애를 지닌 환자에게는 자신감을 북돋워주며 발음연습을 도와줌으로써 언어기능의 빠른 회복을 시도한다.

중풍의 휴유증과 관리

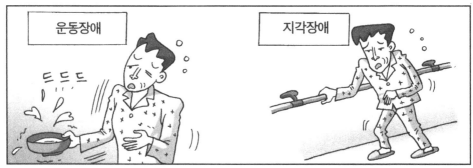

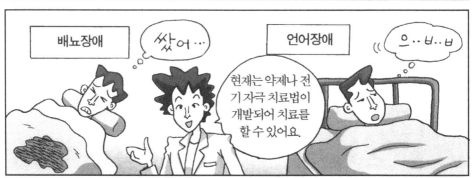

(1) 중풍 증상과 1차적 장애

중풍으로 인한 휴유증으로 1차적 장애와 2차적 장애로 구분 할 수 있다.

1차적 장애(기능장애)는 운동장애, 지각장애, 배뇨장애, 언어장애, 정신장애, 시각장애 등이고, 2차적 장애는 합병증으로 운동부족병인데 관절구축, 뼈, 근육의 폐용성 위축, 기립성 저혈압 등이 있다.

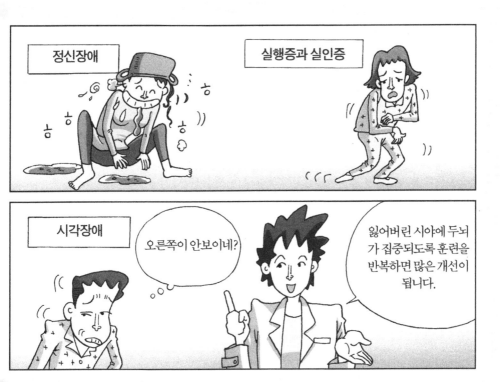

마비와 운동, 지각장애

마비와 운동장애는 1차적 장애의 핵심적인 장애다. 중풍으로 반신불수가 되면 이것이 편마비 또는 뇌의 부위에 따라서 한쪽 또는 양쪽 수족의 마비가 생기기도 한다.

운동장애는 대부분 마비로 인한 것이며 그밖에도 운동실조와 불수의운동이 있다. 운동실조란 예를 들면 손에 정상인과 같은 힘이 있지만, 손의 통제가 안 되기 때문에 손이 떨려 목적하는 동작이 불가능한 상태를 말한다. 불수의운동은 자기의 의지와는 관계없이 제멋대로 움직이는 것과 같은 상태를 말한다. 이 두 가지 장애는 매우 미묘한 증상인데 중풍에서는 드물게 나타난다.

한편 지각 장애란 심부 감각의 장애가 발생하는 것을 말한다. 보통 표재감각이란 피부표면에서 아프다, 차다, 뜨겁다고 느끼는 것을 말한다. 또한 관절의 감각기관으로 손발을 구부렸을 때 어느 정도인지 보지 않고도 알 수 이는데, 이를 심부감각이라고 한다.

소변과 배변 문제 발생

중풍의 초기에는 수족마비와 함께 방광마비 때문에 방광의 수축이 어렵고 그래서 방광에 오줌이 가득할 때가 있다. 이 상태를 요폐(尿閉)라고 하는데, 이제까지는 카데테관으로 소변을 뺐으나 최근에는 하루에 몇 번씩 특수관으로 방광을 비울 수 있게 되었다. 이것은 방광염을 예방할 수 있는 장점을 지니고 있다.

한편으로 소변은 나오지만 방광에 오줌이 차면 참을 수가 없어 실금(失禁)하거나 빈뇨가 되는 경우가 있다. 소변 횟수는 하루 10회에서 20회로 증가되기도 하고 밤에는 빈뇨 때문에 불면상태가 된다. 이것을 신경인성(神經因性) 방광이라고 한다. 현재는 약제나 전기 자극에 의한 치료법이 개발되어 실금과 빈뇨를 치료할 수 있게 되었다.

실어증과 구음장애

언어장애는 두 가지가 있는데 하나는 실어증이고 또 하나는 구음장애이다. 실어증이란 언어능력이 상실된 상태인데, 말하기, 읽기, 쓰기, 이해하기 등의 네 가지 요소 모두의 장애이다. 실어증은 오른쪽 반신이 마비되었을 경우 잘 나타난다. 그 이유는 뇌의 왼쪽이 손상되어 언어의 중추신경이 정상적으로 조절되지 않기 때문이다. 실어증에는 두 가지 상태가 있다.

첫 번째 형태는 브로카 실어증인데, 다른 사람의 말을 이해할 수 있으나 여기에 대답하기 위한 단어를 기억하고 있으면서도 사실상 말을 못하는 상태로 운동성 실어증이라고 한다.

두 번째 형태는 언어를 그 의미와 같이 이해하지 못하는 상태인 베르니케 실어증이다. 즉 듣고 이해하는 능력이 상실된 상태로 감각성 실어증이라고 부르고 있다.

이 같은 형태와 관계없이 잘 나타나는 증상이 있다. 예를 들면 한 가지 소리나 단어를 반복하는 것이다. 이러한 증상은 쓰기에도 똑같이 나타나 말하려는 언어와 반대되는 단어를 쓰는 경우도 있다. 또 말하고 싶은 것을 직접 말하지 못하고 그 주변만을 빙빙 맴도는 경우도 있다. 말하자면, '볼펜'이란 말을 못하고 '종이에 쓰는 것'이라고만 반복한다.

'읽기'의 장애에는 글을 읽지 못하는 것이 아니라, 읽은 것을 이해하지 못하는 경우가 많다. 이것은 들은 이야기를 이해하지 못하는 것과 같다.

수족마비와 같이 언어를 구사하는 데 필요한 근육이 마비되어 생기는 구음장애도 중풍 환자의 경우 흔히 나타나는 장애이다. 말소리가 불확실하고 리듬이 깨져 지나치게 속도가 느리거나 때로는 소리가 변질되기도 하고 코에서 공기가 빠지는 듯한 소리가 날 때도 있다. 듣기 어려운 것이 그 특징이다.

기억력과 판단력의 저하 정신장애

중풍 초기에 의식이 완전히 없거나 몽롱한 의식장애상태가 될 때가 있다. 그밖에도 정확한 날짜를 모르게 되고 자기 위치에 대해서도 확신을 갖지 못한다. 기억력과 판단력이 저하되는 경우도 있다. 사소한 문제로 울고 웃고 하는 감정실금증상도 있다.

실행증(失行症)과 실인증(失認症)

마비가 없는데도 불구하고 행동이 부자유한 증세가 실행증이다. 뇌의 기질적 손상이 원인으로, 적당한 힘, 감각, 협응, 이해력이 있고, 무의식적이고 자동적인 운동을 할 수 있음에도 불구하고 의지적인 혹은 계획된 목적이 있는 운동이나 활동을 시작할 수 없는 수의운동의 장애이다. 이에는 언어실행, 작도실행, 옷 입기실행, 사고실행, 운동실행 등이 있다.

두뇌의 손상으로 환자가 보통 흔히 경험하는 감각자극을 인식하지 못하는 증세를 실인증이라 한다. 어떤 자극의 중요성을 파악하거나 의미를 이해하는 능력을 상실한 상태의 지각장애로, 인지불능증이라고도 한다.

좌우측을 잘못 아는 '좌우실인', 부자유한 손과는 관계없이 옷을 입을 때 팔을 넣는 곳에 머리를 집어넣거나 양복의 앞뒤를 구별하지 못하는 착의실인(着衣失認)도 있다.

특히 일상생활에서 곤란한 것은 좌반측공간실인이라는 증상이다. 이것은 식탁의 왼쪽에 있는 음식을 반쯤만 먹는다. 비슷한 손 마비 환자에 비해 옷을 입는 행동이 매우 어렵다. 독서나 계산에서도 왼쪽에 대해 무관심하여 착오가 생기고 문장도 올바르게 이해하지 못한다.

또 왼쪽에 있는 장애물이나 사람들과 충돌한다. 길 위에서도 왼쪽으로 방향을 변경하지 못해 주저하기도 한다.

시각장애와 개선

중풍에서 생기는 눈의 장애는 보이는 범위가 좁아지는 시야장애, 안구운동장애, 시력장애 등이 있다. 중풍 환자에게서 흔한 증상인 시각장애에는 두 눈의 오른쪽 시야가 좁아지는 증상이 있다. 바로 앞에 있는 것은 발병 전과 같이 보이나 오른쪽 눈 끝에 있는 것은 보이지 않는다.

이 장애가 나타나면 오른쪽에 있는 것에 대해 신경을 쓰지 못하게 된다. 처음에는 오른쪽 물체와 충돌하거나 음식을 남기기도 한다. 그러나 이 장애가 있다는 것에 주의를 환기시켜 잃어버린 시야에 두 뇌가 집중되도록 훈련을 반복하면 시야범위가 개선된다.

이 장애자는 자동차 운전을 해서는 안 된다.

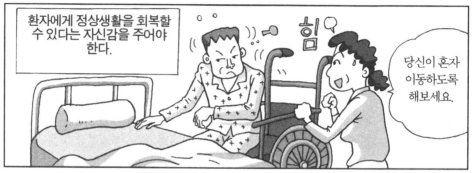

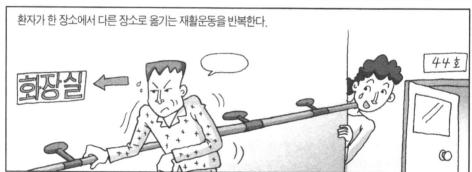

(2) 2차적 장애 발생과 관리

회복기 중풍 환자의 일상생활동작은 재활에 포함된다. 필요한 동작
은 손상 받지 않은 쪽을 사용하며, 환측은 가능한 한 빨리 하기 쉬운
동작부터 훈련하여 남아 있는 능력을 회복하고 부족한 기능을 향상
시키도록 한다. 그렇게 하여 환자의 심리와 정신을 양호한 상태로
이끌어 질병과 싸워 이길 수 있고, 정상생활을 회복할 수 있다는 자
신감을 주어야 한다.

여기서 자신감이란 이동성과 밀접한 관련성을 갖고 있는 데 중풍

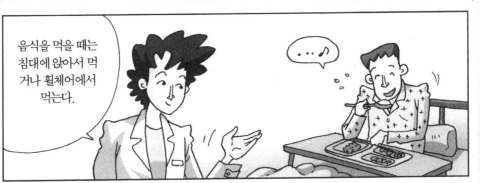

음식을 먹을 때는 침대에 앉아서 먹거나 휠체어에서 먹는다.

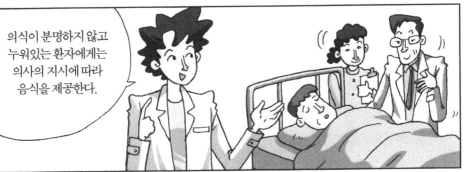

의식이 분명하지 않고 누워있는 환자에게는 의사의 지시에 따라 음식을 제공한다.

환자의 경우 휠체어에서 침상으로 옮겨가거나 침상에서 휠체어로, 휠체어에서 변기나 목욕통 또는 샤워를 위해 준비된 의자로 옮겨가는 것 등이 있다. 이것은 건강한 다리를 이용해 이동하는 방법으로 환자가 독립적으로 또는 최소한의 도움만으로 기동성을 가제함으로써 환자로 하여금 자신감을 가질 수 있게 한다.

다음과 같은 방법을 참고해볼 수 있다.

침상에서 휠체어로 옮기기

① 휠체어를 침대와 30~45° 정도 기울려 걸쇠로 고정시킨 뒤, 침대에 걸터앉아 건강한 쪽〔健側〕다리가 휠체어 쪽에 놓이도록 하고, 건측 손으로 멀리 있는 팔걸이를 붙잡는다.

② 팔걸이를 붙잡은 손에 힘을 주고 천천히 일어나 휠체어에 앉기 좋은 방향으로 몸을 돌린다.

③ 팔걸이를 붙잡은 손과 함께 건측 발에 힘을 주어 버티면서 무릎을 구부려 의자에 앉는다. 무릎을 구부릴 수 없는 사람은 그대로 뻗은 채 앉는다.

휠체어에서 침상으로 옮기기

침상이 환자의 건측과 가까워지도록 침상 앞쪽에 휠체어를 붙이고, 휠체어를 침상에서 30° 정도 기울여 걸쇠를 고정시킨다. 허리에 힘을 주어 앞으로 내밀면서 건측 손으로 휠체어 팔걸이를 짚고 일어선다. 건측 손을 침상에 짚은 다음 몸을 돌려 침상에 걸터앉는다.

음식섭취와 유의점

중풍 환자의 경우 일반적으로 침대에 앉아서 먹거나 휠체어에서 먹는다. 이때 환자가 다리를 뻗게 하고 그 아래에 방석 등으로 괴어주어 편한 자세를 취해 준다.

식사시 일반적으로 수저는 가볍고 길며, 손잡이가 긴 자조용구를 사용하면 편하다. 음식 섭취시 씹어 넘기기 쉬운 쪽으로 넣어 천천히 씹어 삼키도록 하며 음식물이 기도로 역류되는 것을 막기 위해 앉아서 먹도록 한다. 식사를 마친 후에는 입과 기도에 음식물이 남아 있지 않도록 주의해야 한다.

음식을 잘 삼키지 못하는 연하장애가 있는 환자에게는 요리용 믹서로 잘게 부수어 만든 음식을 먹도록 한다. 또한 음식을 삼키지 못하거나 사레가 들렸을 때는 무리하게 먹지 않도록 한다. 잘못해 폐렴이 올 수도 있다. 의식이 분명하지 않고 누워 있을 수밖에 없는 환자에게는 의사의 지시에 따라 코줄을 통해 미음을 주는 등 위관영양을 한다.

식단 또한 그 중요성 크다. 퇴원 환자의 경우, 중풍의 유발위험인자 중 첫째인 고혈압은 염분과 관계가 많다. 따라서 식사관리에서는 무엇보다 염분을 줄이는 일에 마음을 써야 한다. 중풍을 일으킨 뒤에도 혈압이 계속 높거나 혈압강하제를 복용해야 하는 사람은 염분의 함유가 많은 젓갈, 된장, 장아찌, 김치 등과 어묵, 라면 같은 인스턴

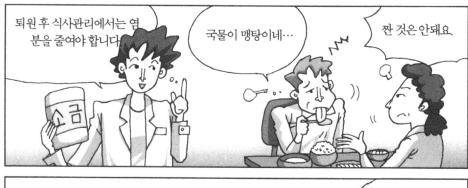

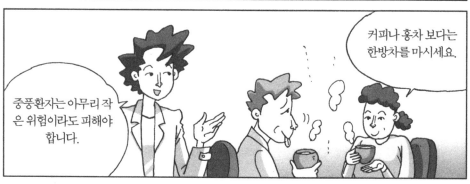

트식품은 피한다. 그리고 콜레스테롤이나 중성 지방의 과다한 섭취가 되지 않도록 주의한다. 중풍에 한번 걸렸던 사람이라면 상태가 아주 호전되어 사회에 복귀하더라도 언제나 재발의 예방을 위해 식사관리에 마음을 써야 한다.

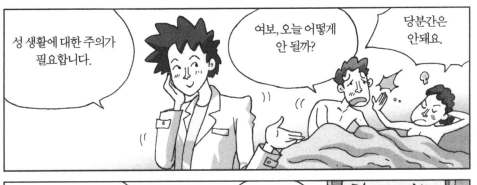

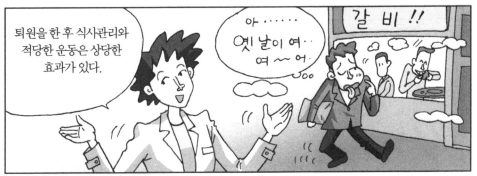

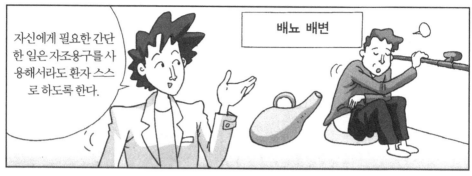

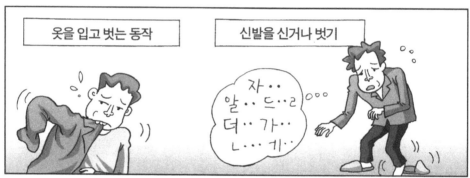

(3) 위생관리와 일상생활

배뇨와 배변 같은 일 또는 손을 닦거나 세수하는 일 등은 환자 스스로 할 수 있도록 돕는 것이 중요하다. 신체 기능이 불편한 중풍 환자를 위하여 다음과 같은 상황 즉, 일반적 위생관리와 방법을 아래와 같이 참고하도록 한다.

① 배뇨

첫째, 변기를 이용하거나 화장실의 양변기를 이용한다. 화장실을 이용할 경우에는 적당한 곳에 지지물이나 손잡이를 부착함으로써

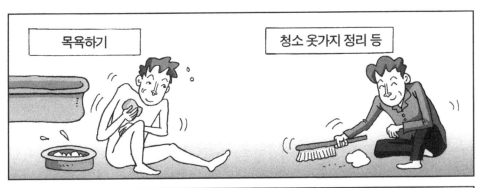

목욕하기

청소 옷가지 정리 등

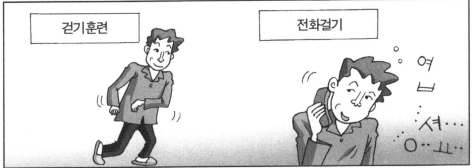

걷기훈련

전화걸기

여

보

셔…

으…

환자가 움직이기 쉽게 한다.

둘째, 배뇨조절이 잘 안 될 때는 남자는 기즈모(비닐 호스), 여자는 기저귀를 이용한다.

셋째, 배뇨가 어려운 경우에는 도뇨관을 사용해 소변을 빼준다.

넷째, 규칙적으로 매 2시간마다 소변을 받아주는 것은 방광훈련에 도움이 된다.

다섯째, 배뇨 후 스스로 회음부를 닦도록 한다.

여섯째, 하루 2,000~3,000ml의 수분을 섭취해야 하지만, 배뇨가 어려울 때는 야간에는 수분섭취를 제한한다.

일곱째, 중풍과 함께 오는 방광질환은 오래 지속되지는 않으며, 회복과 함께 배뇨조절은 개선되기도 한다.

② 배변

첫째, 하루 2,000~3000ml의 수분을 섭취하고 곡류, 신선한 과일, 야채류를 많이 먹도록 한다.

둘째, 규칙적인 운동을 한다.

셋째, 가능한 대로 많이 움직이고 휠체어를 자주 탄다.

넷째, 규칙적인 배변습관을 갖도록 한다.

다섯째, 변기에 앉아서 보거나 화장실의 양변기를 이용한다.

여섯째, 변비증세가 있을 때는 손바닥으로 배에 압력을 가하며 시계바늘 방향으로 20번 마사지 한다.

일곱째, 대변이 힘들거나 변비일 때는 의사의 지시에 따라 좌약을 넣거나 글리세린 관장을 한다.

여덟째, 배변 후에는 스스로 밑을 닦는다. 이때 방광의 감염을 예방하기 위해 엉덩이 쪽을 향해 닦는다.

③ 의복 입기와 벗기

첫째, 스스로 옷을 입고 벗기 위해서는 좋은 자세, 곧 균형 유지가 필요하다.

둘째, 옷을 입을 때는 환측부터 입는다.

셋째, 옷을 벗을 때는 건측 팔다리부터 벗도록 한다.

〈윗옷 입기〉
① 앉은 자세에서 건측 팔로 환측 팔을 환측 무릎 위에 놓는다.
② 건측 손으로 셔츠의 칼라를 잡고 흔들어 편다.
③ 셔츠의 앞면이 아래로, 칼라가 위쪽으로 오게 하여 무릎 위에 놓는다.
④ 환측과 상응하는 소매를 넓게 벌려 무릎에 놓인 환측 손 가까이 놓는다.
⑤ 건측 손으로 환측 손을 잡아 벌려놓은 소매에 넣은 뒤 팔꿈치 위까지 끌어올린다.
⑥ 건측 손으로 머리 뒤쪽으로 하여 셔츠를 끌어온다.
⑦ 건측 팔을 소매에 넣는다.
⑧ 건측 손으로 옷깃을 끌어내리고 전체적으로 매무시를 가다듬는다.
⑨ 셔츠 앞단추를 밑에서부터 잠근다. 환측 소매단추는 입기 전에 미리 잠가놓는다.

〈윗옷 벗기〉
① 셔츠의 앞단추를 푼다.
② 건측 손으로 먼저 환측을, 다음에는 건측까지 셔츠의 어깨부분

을 약간 잡아당겨 내린다.

③ 건측 손부터 먼저 셔츠의 어깨부분을 더 잡아 내리며 소매에서 빼낸다.

④ 이어 건측 손으로 환측 손에서 소매를 벗겨낸다.

〈하의 입기〉

누워서 입는 방법과 앉아서 입는 방법이 있다. 누워서 입는 방법은 반듯하게 누워 건측 다리에 힘을 주어 허리를 들어 올린 다음, 환측 다리부터 입는다. 앉아서 입는 방법은 다음과 같다.

① 튼튼한 팔걸이가 있는 의자 또는 휠체어에 앉는다.

② 건측 다리를 환측 다리 아래로 집어넣어 교차되도록 하면서 환측 다리가 들리게 한다.

③ 환측 다리부터 바지를 끼워 무릎 쪽으로 끌어올린다.

④ 환측 발을 들어 내려놓고, 건측 발을 바짓가랑이에 집어넣어 허벅지까지 끌어올린다.

⑤ 앉은 채 앞단추를 잠근다.

⑥ 만약 안전하게 설 수 있다면, 일어나서 엉덩이 위까지 끌어 올린 다음 앞단추를 잠근다.

〈하의 벗기〉

① 앞단추를 풀고 건측 손으로 바지를 엉덩이 아래까지 내린다.

② 건측 다리를 환측 다리 아래로 집어넣어 환측 다리가 들어 올려
지면 바지를 끌어내린다.

③ 건측 다리를 빼내어 마저 벗는다.

〈양말 신기와 벗기〉

앉은 자세에서 건측 손을 양말 속에 넣고 다섯 손가락을 벌려 환측
발에 끼운 다음 끌어올린다. 벗을 때는 이와 반대로 한다.

〈신발 신기와 벗기〉

앉은 자세에서 먼저 구두의 뒤꿈치 쪽에 매끄러운 가죽을 놓고 건
측의 다리를 환측 다리 아래에 넣어 구두 위로 옮겨가, 될 수 있는 대
로 깊숙이 구두 안으로 들여 넣는다. 그런 다음 가죽을 잡아 당겨 환
측 발이 완전히 구두 속으로 들어가게 한다. 구두 뒤꿈치에 끈을 달
아두면 신고 벗기에 훨씬 편하게 이용할 수 있다.

④ 목욕하기

중풍 환자의 목욕을 위해서는 겨울 등 추운 계절에는 탈의실과 욕
실이 따뜻해야 한다. 옷을 벗거나 몸을 닦는 데 일반사람들보다 더
많은 시간이 걸리며, 저항력이 약해 감기 등에 쉽게 걸리기 때문이
다. 환자가 사용할 욕조에는 덮개를 설치하도록 한다. 그 덮개는 걸
터앉았을 때 몸무게를 견딜 수 있을 만큼 단단해야 하며, 욕조 위에

덮었을 때 움직이지 않도록 해야 한다. 이것은 환자의 안전을 위해서 반드시 필요한 조처이다. 그러나 가능하다면 완전히 회복되기 전에는 욕실에 혼자 들어가지 않는 것이 안전하다. 혼자 목욕할 수 있을 때라도 가까이에 사람이 있어 도움을 쉽게 청할 수 있어야 하는데, 이때 환자의 손 가까이 종 같은 것을 두어 이용할 수 있게 한다.

욕조 물의 깊이는 60cm 정도가 적당하며, 목욕을 마치고 밖으로 나올 때는 들어갈 때의 반대순서로 하는데, 이때 욕조 물은 그대로 둔 채 한다. 몸을 움직이는데 물의 부력을 이용하면 도움이 되기 때문이다.

환자의 가사활동과 효과

일정한 활동능력을 가진 환자는 힘이 닿는 범위 안에서 적극적으로 가사활동에 종사해야 한다. 이렇게 하면 활동능력을 증강할 수 있고 필요한 일상생활을 유지할 수 있으며, 동시에 환자에게 지속적인 훈련을 하려는 결심을 북돋워주어 최대한으로 건강을 회복할 수 있다.

가사활동은 그 종류가 매우 많으며 비교적 복잡하다. 청소, 옷가지를 정리하는 일, 침상정리, 집안장식, 기물배치, 사교활동, 자녀교육 등을 들 수 있다. 그러나 이들 활동들은 고급 지능 활동이다. 그래서 신체의 운동능력이 일정한 수준에 이르러야 할 뿐만 아니라, 뇌기능 역시 일정한 정도로 회복해야 한다. 그러므로 이러한 활동은 신체의 활동능력과 뇌기능을 동시에 높이는 훈련이 될 것이다.

가벼운 일상 운동

첫째, 실내 및 옥외 등 바닥이 다른 장소에서 걷기훈련을 한다.

둘째, 스위치를 켜고 끈다.

셋째, 전화를 걸고 받는다.

넷째, 문을 열고 닫는다.

다섯째, 약간 높은 문턱을 넘어서본다.

여섯째, 책을 넘긴다.

일곱째, 글을 쓴다.

여덟째, 취사, 세탁, 청소 등의 집안일을 돕는다. 이러한 작업은 재활에도 효과가 있다.

아홉째, 이러한 기본적인 동작이 몸의 기능으로 살아나야만 다른 좀 더 복잡한 동작도 할 수 있게 된다.

약 복용의 중요성과 유의점

재발 시 더욱 위험한 중풍은 이후 아무리 가벼운 증상이라고 해도 주의해야 한다. 중풍을 일으켰다가 회복된 사람은 전문의의 지시에 따라 약복용에 충실해야 한다. 특히 혈압강하제를 불규칙하게 복용하는 것은 안 먹는 것보다 못하다. 그리고 복용 중 부작용 등 이상이 느껴지면 병원에 가는 날을 기다리지 말고 즉시 전문의를 찾도록 한다. 약은 정량을 시간에 맞추어 복용하도록 하고 금기사항도 잘 지키도록 한다. 그리고 몸의 상태를 스스로 점검하는 일을 생활화하도록 한다.

성생활의 유의점

첫째, 성행위할 때 초래되는 혈압의 상승, 맥박수의 증가, 심장의 운동량 증가는 건물 두 층을 걸어 오르는 정도에 상당한다.

둘째, 보통 속도로 두 층을 걸어 올라갔을 때 숨이 가빠지는 등의 증상이 생기는 사람은 성행위에 대해 특히 조심해야 한다.

셋째, 두 층을 걸어 올라갔을 때 무리하게 느껴지는 사람 외에 중풍 환자라면 다음과 같은 상황에서는 조심하는 것이 좋다.

① 음식을 가뜩 먹은 직후에는 피한다.

② 술을 많이 마신 상태에서는 피한다.

③ 극도로 피곤한 상태에서는 피한다.

④ 낯설어 마음이 안정되지 않는 곳에서는 피한다.

⑤ 너무 춥거나 더운 장소는 피한다.

⑥ 부담이 되는 자세는 피한다.

5단계 - 시기 별 운동요법

응급처치 등 급성기의 적절한 치료를 받은 후 중풍 환자에게는 운동요법이 필요하다. 이때 운동요법은 넓은 의미에서 물리요법의 범주에 속한다. 중풍 발작 이후의 시기를 5단계로 나누어 그때그때 필요한 운동요법을 소개한다.

제1단계 - 수동적 운동

급성기 치료를 말한다. 이 시기에는 환측 팔 또는 다리를 적절한 위치에 둘 수 있도록 수동적으로 운동을 하는데, 통증을 일으키지 않는 정도로 한다. 팔다리를 적절한 위치에 둘 수 없거나 수동적으로 운동을 해주지 않으면 어깨, 무릎, 발목 등에 경직증이 나타날 수 있으므로 될 수 있는 대로 빨리 시작한다. 수동적 운동에 이어 능동적인 운동도 하게 할 수 있는데, 주먹을 쥔다든지 팔다리를 폈다 구부렸다 하는 정도로 한다. 무리한 운동은 오히려 해가 될 수 있다.

제2단계 - 간단한 행동

약물치료가 끝난 시기로, 환자 자신이 앉아 간단한 행동을 하게 하는 데 그 목적을 둔다. 가능하면 환자 스스로 자신의 환측 손을 쥐게 하거나 마비된 부위를 주무르게 한다. 환자 혼자 식사를 하게 하는 것도 좋다. 평소 자주 하는 움직임을 하도록 하는 것이 힘도 덜 들고 효과도 크다.

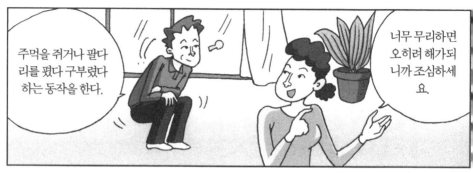

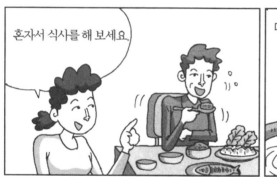

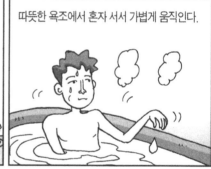

제3단계 - 가벼운 움직임

앞의 단계를 환자 혼자 쉽게 수행할 수 있게 되면 서서 움직이도록
한다. 곧 서서 가볍게 움직이는데, 따뜻한 물을 적당하게 채운 욕조에
서 하도록 한다. 따뜻한 물은 경직된 근육을 이완시켜주는 효과가 있
으며, 물속에서는 몸의 움직임을 수월하게 할 수 있는 이점이 있다.

제4단계 - 걷기 운동

실내에서 걷기운동을 한다. 간병하는 사람에게 의지해 운동해도 좋
다. 환자에게 편안한 신발을 신도록 하면 훨씬 안정된 상태에서 운
동할 수 있어 효과가 크다.

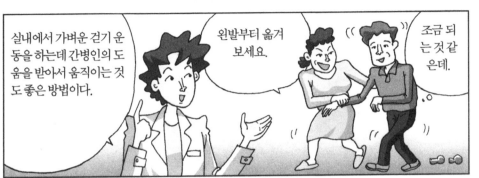

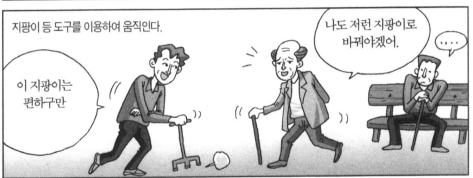

손가락 운동과 함께 가벼운 물건을 집는다든지 옮겨놓는 등의 복합적인 운동도 시작한다.

제5단계 - 복합적 움직임과 자신감

앞의 단계보다 조금 더 섬세하고 복합적인 움직임을 시작한다. 많은 환자들은 자신의 뜻과 같지 않은 스스로의 움직임에 두려움을 느끼게 되어 운동요법을 기피하는 경향이 있다. 지팡이 등 안전한 도구를 이용한 채 되풀이하여 움직이게 함으로써 자신감을 갖게 하는 과정이 필요하다.

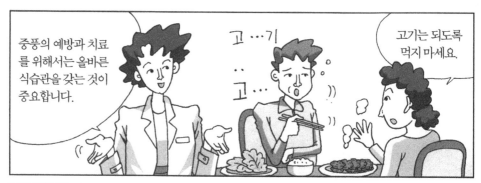

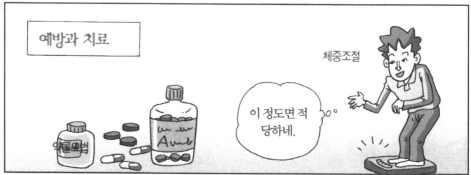

(4) 식인성(食因性) 만성 질환과 식단조절

중풍은 고혈압, 동맥경화, 고지혈증, 당뇨, 비만, 심장병 등 대부분의 성인병이 선행되어 발병한다. 이들 성인병은 식인성으로, 식사요법의 중요성은 더욱 커진다.

고혈압

일반적으로 혈압이 160/95mmHg 이상의 상태가 계속되는 고혈압은 특별한 증상이 없으며, 중풍, 동맥경화증 등의 합병증을 유발하는

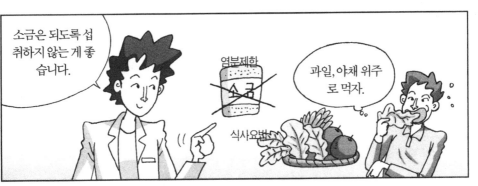

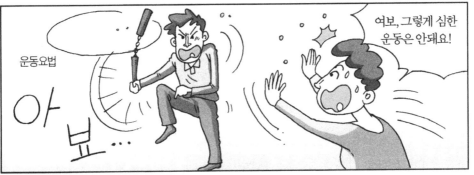

위험요인이 된다. 고혈압을 조절하는 방법으로는 약물요법과 체중 조절, 염분제한 등의 식사요법과 운동요법 등이 있다.

동맥경화증

동맥경화는 동맥벽이 탄력성을 잃고 굳어지는 일종의 혈관노화현 상이다. 동맥내벽에 콜레스테롤, 인지질 등을 함유한 지방성 물질이 축적, 동맥이 좁아지고 굳어지면서 탄력성을 잃게 되어 혈관의 혈액 흐름이 줄어드는 위험한 질환이다. 동맥경화의 3대 위험요인은 고혈 압, 고지혈증, 흡연으로 알려져 있다.

고지혈증

체내의 지질대사의 이상으로 인해 혈중지질이 비정상적으로 높아진 상태로, 고칼로리 식사나 음주, 간 기능장애, 당뇨병, 피임약의 복용, 갑상선의 기능저하, 유전 등이 그 원인이다. 고지혈증의 치료는 식사조절을 2~3개월 동안 실시한 후 효과를 거두지 못할 경우에는 약물치료를 병행한다. 혈중지질이 정상으로 된 후에도 식사조절을 계속해야 한다.

당뇨병

인슐린의 절대적 또는 상대적인 결핍에 의해 혈액 내 포도당의 농도가 정상보다 높아져 소변으로 당이 배설되는 만성적인 대사질환이다. 당질을 비롯하여 지질, 단백질 등의 대사이상과 함께 신경, 눈, 콩팥 등에 합병증을 동반하는 고질적인 질환으로, 그 원인에는 유전적 요인과 환경적 요인이 있다. 유전적인 요인만으로 발생하는 경우보다 유전적 소질이 있는 사람에게 환경적 요인이 가세될 때 많은 발생률을 보인다.

환경적 요인으로는 비만, 노화, 외상, 수술, 임신, 스트레스, 운동부족, 감염증, 약물 등이 있으며, 그 증상으로는 다음, 다식, 다뇨의 3다 증상을 들 수 있다. 당뇨병은 완치되지 않는, 평생 동안 관리해야 하는 질병으로, 그 관리에 가장 중요하고 기본이 되는 것은 식사요법이다.

비만

체내에서 소모되는 열량보다 섭취한 음식의 양이 많아 에너지로 사용되고 남은 영양소들이 지방으로 전환되어 체내에 저장된 상태로, 잘못된 식습관, 비활동적인 생활습관, 가족력, 정신장애 등에 기인한다. 당뇨병, 고혈압, 동맥경화증 등의 유발요인이 되는 비만은 규칙적인 운동과 합리적인 식습관을 통해 정상체중을 유지하기 위한 노력으로만 해결할 수 있다.

심장병

온몸을 도는 혈액으로 우리 몸에 필요한 영양과 산소를 공급하고 노폐물을 거둬들이는 중요한 기관인 심장의 질환으로, 동맥경화, 고혈압, 고지혈증, 흡연, 스트레스, 운동부족, 그리고 잘못된 음식섭취 등에 의해 발생한다. 이들 발병원인 가운데 음식섭취가 들어 있기도 하지만 발병유인이 되는 질환들도 식인성으로, 심장병의 예방에는 식사습관이 중요하다.

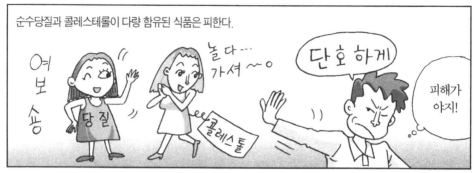

순수당질과 콜레스테롤이 다량 함유된 식품은 피한다.

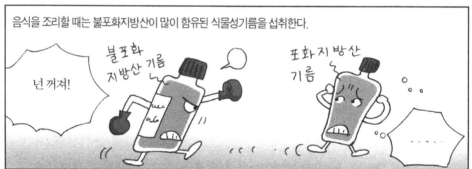

음식을 조리할 때는 불포화지방산이 많이 함유된 식물성기름을 섭취한다.

식사요법의 중요사항

첫째, 정상체중 유지를 위한 열량 섭취.

둘째, 바람직한 체중조절, 목표한 표준체중에 이르기 위해 일주일에 약 0.5kg 정도 체중을 줄이는 것으로, 하루 필요열량보다 500kcal 정도 적게 섭취하되 균형 있게 영양분을 섭취해야 한다.

셋째, 탄수화물의 섭취는 총섭취량의 60% 내외로 하고, 순수당질과 콜레스테롤이 다량 함유된 식품은 피한다.

넷째, 음식을 조리할 때는 불포화 지방산이 많이 함유된 식물성 기

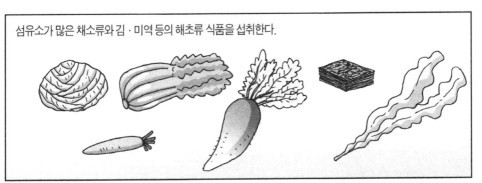

섬유소가 많은 채소류와 김 · 미역 등의 해초류 식품을 섭취한다.

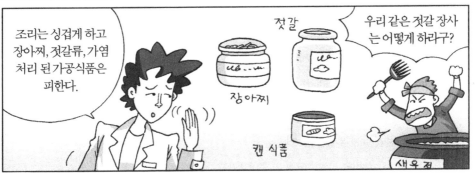

조리는 싱겁게 하고 장아찌, 젓갈류, 가염 처리 된 가공식품은 피한다.

젓갈

장아찌

캔 식품

새우젓

우리 같은 젓갈 장사는 어떻게 하라구?

름을 사용하며, 포화지방산의 섭취를 제한한다.

다섯째, 섬유소가 많은 신선한 채소류와 김, 미역 등의 해초류 식품을 섭취한다.

여섯째, 조리는 가급적 싱겁게 하고 장아찌, 젓갈류, 가염 처리된 가공식품은 피한다.

일곱째, 규칙적인 식습관을 유지하며 술과 담배는 피한다.

콜레스테롤 섭취 주의사항

첫째, 혈중 콜레스테롤이 축적되는 것을 막기 위해서는 열량을 제한해야 한다.

둘째, 총 지방 섭취량을 15~20%로 제한한다.

셋째, 포화지방산의 섭취를 제한해야 한다.

넷째, 콜레스테롤의 섭취를 제한해야 한다.

다섯째, 수용성 섬유소의 섭취를 늘려야 한다.

섬유소는 불용성과 수용성으로 나누어지는데, 곡류 등의 불용성 섬유소는 배변량을 증가시키지만, 혈중 콜레스테롤의 저하효과는 없다. 그러나 콩, 과일, 채소 등에 들어 있는 수용성 섬유소에는 담즙산의 배설을 촉진시켜 혈중 콜레스테롤을 저하시키는 효과가 있다.

칼로리 계산과 식품교환표의 활용

자신에게 적합한 1일 필요한 총열량을 계산하여 식사를 하는 것은 중풍 환자의 식사에 있어 가장 중요한 점이다. 먼저 1일 필요한 총열량은 표준체중과 체중 1kg당 필요열량으로 구한 후 이에 따라 식품교환표를 활용하여 식단을 구성하도록 한다.

식품 교환표란 식사요법을 쉽게 실행할 수 있도록 영양소가 비슷한 식품끼리 모아 여섯 가지 식품군으로 분류해 좋고, 같은 식품군 안에서는 서로 다른 식품으로 바꾸어 먹을 수 있도록 한 표이다.

바꾸어 먹을 때 각 식품의 기준이 되는 양을 1교환단위라고 한다. 영양소 함량이 비슷해 같은 열량을 지니는 식품의 양으로, 1교환단위에 해당하는 식품의 양은 조금씩 다르다. 밥 70g, 삶은 국수 90kg,

빵 35kg은 곡류군의 1교환단위로 서로 바꾸어 먹을 수 있다. 1,200kcal 이하일 때는 무기질과 비타민의 보충공급이 필요하다. 그리고 식품군의 숫자는 서로 교환이 가능한 수치이다.

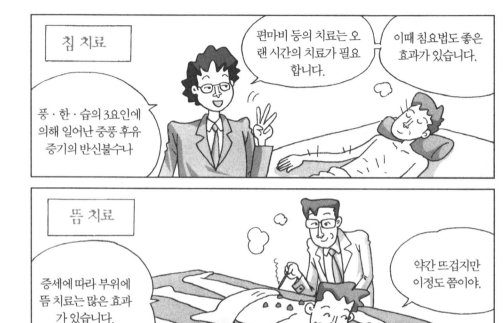

(5) 침구요법을 통한 휴유증 치료 효과

침과 뜸의 효과

풍(風), 한(寒), 습(濕)의 3요인에 의해 일어난 중풍 후유증기의 반신불수, 편마비 등의 마비치료는 오랜 시간의 치료가 필요하다. 이때 오른쪽에 마비감이 있을 때는 왼쪽을 치료하는데, 합곡, 태충, 곡지, 족삼리혈에 자침하면 좋은 효과를 거둘 수 있다.

한편 뜸은 출혈과 함께 중풍 발작을 일으킨 중풍 후유증기에서 환측이 머리를 향하고 대소변을 가리지 못하며, 때로는 손발에 강직성

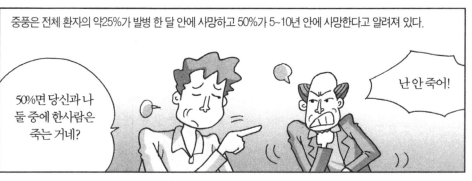

중풍은 전체 환자의 약25%가 발병 한 달 안에 사망하고 50%가 5~10년 안에 사망한다고 알려져 있다.

50%면 당신과 나 둘 중에 한사람은 죽는 거네?

난안 죽어!

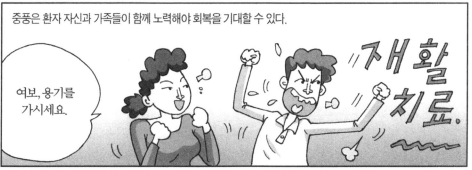

중풍은 환자 자신과 가족들이 함께 노력해야 회복을 기대할 수 있다.

여보, 용기를 가시세요.

재활치료.

경련이 일어나는 증상이 있을 때 효과적이다. 구체적으로 치료사례를 살펴보기로 한다.

첫째, 중풍 발작 때의 구급처치와 함께 신궐혈에 소금 뜸 또는 뜸통 뜸을 오랫동안 지속적으로 뜬다. 발작 후 풍지, 견정, 신주, 고황, 간유, 대장유, 중완, 천추, 곡지, 사독, 족삼리, 현종, 삼음교혈에 쌀알 크기의 뜸 봉으로 뜸을 뜬다. 손발의 경련이 겹칠 때는 신문 또는 용천혈에 뜸을 뜬다.

둘째, 뇌출혈 후유증의 치료는 병이 생긴 지 3개월 이내의 것은 뜸 치료만으로 쉽게 회복된다. 또한 1년 이내의 것 역시 효과가 있으나,

2년 이상 경과하면 뜸을 해서 회복될 가능성은 적다. 풍지, 견정, 신주, 신유, 중완, 족삼리, 구허, 삼음교혈 등에 뜸을 뜬다. 그리고 환측 십선혈과 기단혈에 쌀알 크기의 뜸 봉으로 뜸을 뜬다.

십선혈은 각각의 손톱 끝에서 각각 3mm 떨어진 부위를 말하며, 기단혈은 각각의 발톱 끝에서 3mm 떨어진 부위를 가리킨다.

셋째, 뇌출혈 예방에는 천주, 견정, 곡지, 풍지, 족삼리, 현종혈에 쌀알 크기의 뜸 봉으로 뜸을 뜬다. 손발이 저리거나 관절이나 근육이 아플 때 백회, 곡빈, 견우, 곡지, 풍시 ?족삼리, 현종혈에 쌀알 크기의 뜸 봉으로 뜸을 뜬다. 그리고 백회, 풍지, 대추, 견정, 간사, 족삼리혈에 같은 방법으로 뜸을 뜬다.

중풍 그리고 이후의 삶

성인병 가운데서도 사망률이 높은 질환인 중풍은 전체 환자의 약 25%가 발병 1개월 안에 사망하고 50%가 5~10년 안에 사망한다고 알려져 있다. 그리고 뇌경색에 비해 뇌출혈이 사망률이 높고, 마비 등 후유증이 치유되는 호전율도 낮아 예후가 좋지 않다. 또한 발병 초기인 급성기에도 뇌출혈이 뇌경색에 비하여 사망률이 높고, 회복기에 접어들어서는 호전율이 낮다.

중풍은 질환 자체의 종류나 병증의 정도, 병소의 부위 등이 복합적인데다가 환자의 평소 건강상태, 급성기 및 회복기의 치료 정도가 각각 달라 한마디로 그 예후를 말하기는 어렵다. 임상에서 중풍 자체로 사망하는 것은 대부분 10일 이내이고, 그 이후에는 합병되는 세균 감염 또는 심장, 폐 등과 같은 다른 장기질환의 악화에 의한 경우가 많다.

급성기에서 살아남은 중풍 환자 가운데 1개월 정도 적절한 후유증기 및 재활치료를 받으면, 70% 가량이 다른 사람의 도움이 필요한 부축보행이 가능하게 되고, 2개월 정도 되면 조금씩 혼자 걸을 수 있게 된다. 그리고 80% 정도가 6개월 이내에 독자 보행이 가능하고, 혼자 옷을 입거나 대소변을 처리할 수 있는 등의 독립적인 일상생활동작을 하게 되고, 나머지 20%에 해당하는 환자들만이 병상에서 간호를 받는다.

호전도가 높은 경우 오른쪽 마비가 온 환자가 3년 만에 오른손을 사용할 수 있게 되어 직장에 복귀하기도 한다. 그러나 호전도가 높고, 치료가 잘 되었다고 하더라도 중풍 발작을 일으키기 전만큼 완벽한 상태로 회복될 수는 없다. 팔다리가 저리거나 손가락이 잘 펴지지 않는 등의 운동신경 또는 감각신경의 후유증은 거의 모든 중풍 환자가 다 가지고 있게 마련이다. 그러므로 80% 이상의 회복을 이루었을 때는 신체적 부족함에 매달리기보다는 정서적인 안정을 이루어 사회복귀 등 적극적인 삶을 살아갈 수 있도록 환자 자신은 물론 가족 등 주위 사람들도 함께 노력해야 한다. 그러한 입장에서 재활치료는 환자의 심신 모두를 포괄하는 쪽으로 더욱 확대되어야 한다.

중풍의 재활치료와 회복

새로운 출발을 위한 재활치료

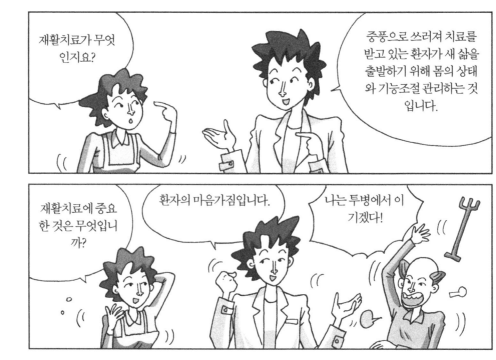

회복기의 가장 중요한 점은 환자가 삶의 새 출발을 위한 몸의 상태와 기능을 조절, 관리하는 것이 핵심이라고 할 수 있다. 재활 치료시 무엇보다 중요한 것은 환자 자신의 마음가짐이다. 환자는 자신감을 가지고 투병에서 이기겠다는 의지로 복약, 식사, 운동 등 모든 것을 의사의 지시를 따라 지키며 최선을 다해야 한다. 그렇게 함으로써 빠른 회복과 정상적인 삶, 사회로의 복귀를 확실하게 앞당길 수 있다.

리허빌리테이션(rehabilitation)이란 '적응하다(habilis)'는 라틴어에서 유래한 말로 재활의학을 가리킨다. 재활의학이란 중풍 발작으

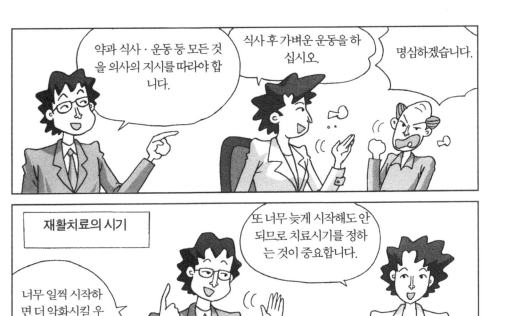

로 일상생활에 필요한 기능의 일부를 상실했을 때, 회복기에 접어든 환자로 하여금 육체적?정신적?사회적?가정적으로 그가 이룰 수 있는 최고 수준까지 이르도록 함으로써 이후 보람 있고 보다 즐겁고 보다 생산적인 삶이 가능하도록 환자와 관계되는 모든 것을 치료 및 관리해 주는 의학이다.

중풍 발작으로 생명을 잃지는 않더라도 많은 후유증이 남을 수 있다. 그 내용을 들어보면 다음과 같다.

첫째, 대부분은 팔다리에 마비현상이 온다. 뇌기능장애에 의해 언어, 배설, 정신적인 면에서 기능장애가 생긴다.

둘째, 생활상의 동작이 어렵게 된다. 혼자 식사할 수 없게 되고 누워서 대소변을 보아야 하므로 다른 사람의 도움이 필요하다. 기능장애가 능력 장애로 이어지게 되는 것이다.

셋째, 중풍 환자는 기능장애나 능력 장애가 평생 남는 경우도 있다. 신체적 장애로 사회복귀가 어렵고 실업, 수입의 감소로 사회적 불이익을 감수하게 된다.

넷째, 중풍으로 여러 가지 장애와 문제에 봉착한 사람들은 마비의 회복, 의료비 지불 등에 의한 경제적, 가정적 손실 등에 대해 불안한 나날을 보내게 된다. 이 같은 불안과 불확실성의 심리적 압박으로 불면증과 열등감에 빠져 우울상태가 되기도 한다.

재활치료는 첫째, 예방이 가능한 합병증을 예방하기 위해, 둘째, 중풍의 후유증으로 인한 정신적, 신체적 장애에 대한 기능적 회복을 시켜주는 것을 목적으로 한다. 이러한 치료에 의해서 사회에 '다시 적응할 수 있는 상태', 즉 인간다운 생활을 가능하게 하는 데에 있다. 이를 위한 중풍의 회복은 손상부위와 경색의 크기, 측부 순환의 효율, 환자의 연령에 따라 다르다. 먼저 신경학적 손상에 대한 회복의 측면에서 살펴보기로 한다. 신경학적 손상은 3개월 이내(또는 6~4주)의 치료 이후 일어날 수 있는, 90% 이상의 회복이 가능하다. 팔다리마비 등의 증상은 6개월 또는 그 이상에 걸쳐 회복이 진행된다. 1년 이상 되는 만성적인 증상도 집중치료를 하면 손상당한 기능 등의 개선을 도모할 수 있다. 앉기, 중심잡기, 건측으로 일어나 앉기, 서기, 보행등의 기능회복은 중풍 발생 후 재활치료 시작까지 기간이 길면 길수록 그 결과는 바람직하지 않다. 곧 중풍의 재활치료는 조기에 시작하는 것이 중요하다.

적절한 시기에 따른 치료방법

중풍 환자의 조기 재활 치료 시 관절변형으로 인한 불구, 근육 또는 골격위축, 욕창, 골다공증으로 인한 골절 등의 합병을 예방할 수 있다. 재활치료에서는 먼저 환측 상하지의 기능과 건측의 기능을 강화함으로써 후유증으로 남은 장애를 최소화해야 한다.

재활치료는 중풍의 원인과 증상에 따라 다르므로 처음 시행하는 시기가 중요하다. 일반적으로 맥, 호흡, 체온, 혈압 등의 생체활력징후(Vital Sign)가 안정된 후 48시간 동안 신경학적 병변의 진행이 없을 때는 신경학적 안정을 이룬 것으로 판단, 치료를 시작할 수 있다. 재활치료를 너무 일찍 시작함으로써 중풍 자체를 악화시킬 우려가 있고, 너무 늦게 시작하여 치료의 적절한 시기를 놓칠 우려가 있기 때문에 시기문제는 매우 중요하다. 뇌경색의 경우, 의식이 맑고 생명 징후가 안정되면 발병 다음날부터 시작해도 좋다. 뇌출혈의 경우에는 48시간 동안 신경학적 병변의 진행이 없으면 구축을 예방하는 등의 가벼운 치료를 시작하는 것이 좋다.

후유증에 대한 치료방법으로는 수기요법이나 기구를 이용하는 치료로 물리치료사에 의해 실시되는 비교적 복잡한 것까지 다양해 전문가가 단계적으로 선택하게 된다. 물리치료의 영역만 해도 운동장애뿐 아니라, 균형 장애나 언어장애 등을 비롯하여 모든 증상들이 포

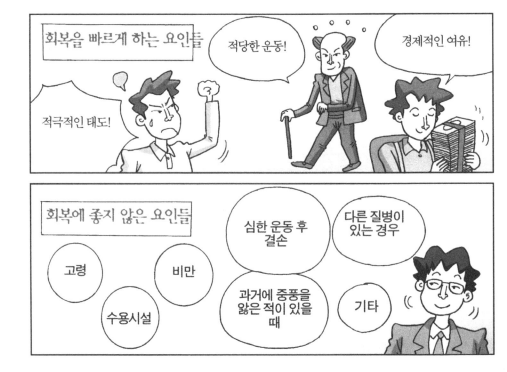

함되며, 특히 운동마비의 후유증을 해결하는 데는 필수적인 치료라고 할 수 있다. 치료 도중 100회 이상의 빈맥, 호흡곤란, 어지럼증, 흉통, 청색증 등이 나타나면 즉시 치료를 중단해야 한다.

회복에 영향을 미치는 요인

회복을 돕는 요인들로는 다음과 같이 들 수 있다.

첫째, 환자 자신의 의욕과 동기, 적극적인 태도는 회복에 매우 중요하다.

둘째, 운동 및 감각장애의 회복이 빠를수록 전체적인 병세에 좋은

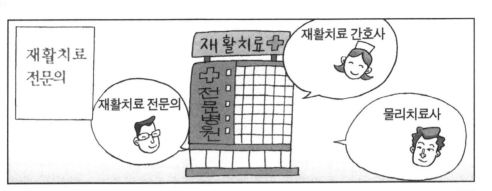

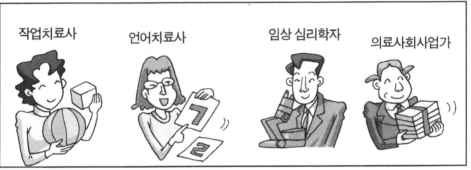

영향을 미친다.

셋째, 경제력에 여유가 있을수록 좋은 영향을 미친다.

회복에 좋지 않은 요인들로는 다음과 같이 들 수 있다.

첫째, 환자가 고령일 때.

둘째, 집보다 수용시설에 있을 때.

셋째, 과거에 중풍을 앓은 적이 있을 때.

넷째, 회복을 저해하는 다른 질병이 있을 때.

다섯째, 비만증이 있을 때.

여섯째, 심한 운동결손 등이 장애로 남았을 때.

실어증, 무력증, 실행증, 치매, 지각력의 상실, 중증의 경직, 지속적 이완, 우울, 신경인성 방광 등 기능장애가 많을수록 기능회복의 예후가 나쁘다.

전문 재활치료사

사회 복귀 이상으로 의미가 깊은 재활치료는 환자의 의욕과 노력이 절대적으로 필요하다. 그러나 환자 본인만의 노력으로는 한계에 부딪치게 되는 데 이때 간호사 및 협조자의 도움이 필요하게 된다. 이 협조자들 중 전문직으로 자격증을 가지고 있는 사람들이 있는데, 중풍 환자의 재활치료에 자격증을 가진 전문요원은 다음과 같다.

① 재활치료 전문의

재활치료 전문의는 중풍 환자의 장애를 전체적으로 파악하고 회복의 가능성이나 치료목표를 세우고, 그 목적달성에 관계되는 모든 요인들이 원활하게 잘 통합, 조절되도록 하는 책임을 지고 있다. 많은 전문가들이 협조적으로 재활치료를 실천하기 위해서 팀장인 재활의학 전문의의 관리 아래 총합적인 조정이 이루어지고 있어서 중풍 환자 재활치료에 효율성을 높일 수 있다.

② 재활치료 간호사

재활치료 간호사란 재활치료의 전문의를 도와 물리치료사 및 작업치료사와 협력하면서 평소 생활동작을 편하게 할 수 있도록 도와주는 역할을 맡고 있다.

③ 물리치료사

　물리치료사는 의료기사로 운동요법, 동작훈련, 물리요법을 합리적으로 실시하도록 지도하고 도와준다. 중풍 환자의 물리치료 핵심은 운동요법이라고 할 수 있는데, 이는 중풍으로 인한 수족마비를 회복하기 위해 피부나 근육에 자극을 주어 뇌기능을 활성화시킨다. 최근에는 신경생리학적 방법이라고 하고, 관절이 굳어지지 않도록 또는 굳어진 관절에 실시하는 관절의 가동역(可動域)훈련도 이 운동요법에 포함된다.

　다음으로는 일상적인 생활동작훈련인데, 평소 생활에서 필수적인 기거동작과 이동 동작(보행, 차타기 훈련) 등이 포함된다. 이밖에도 물과 온열, 전기, 마사지 등을 이용한 물리치료가 있다.

④ 작업치료사

　작업치료사는 중풍 환자의 기능적 작업치료 즉 잡기, 놓기, 손끝으로 집어먹기, 옷 입고 벗기, 승하차하기 등 손의 기본동작훈련을 도와준다. 일상적인 생활동작훈련에서는 식사, 옷 입기, 세면 등 신변동작훈련, 집안일을 돕는 훈련 등이 행해진다. 심리적 장애를 가진 환자에게는 기분전환이 필요한데, 이것이 심리적 작업요법이다. 그리고 작업에 복귀할 수 있는 가능성이 있을 때 어떤 작업이 적당한가를 평가하여 작업능력과 내구력을 갖게 하는 것이 직업적 작업요법이다. 작업요법에 활용하는 것에 등나무세공, 가죽세공, 수예, 직물, 도자기공예, 게임 등이 있다. 환자의 사회경력을 고려하여 작업의 종류를 선정하고 치료하는 것이 작업치료의 요체이다.

⑤ 언어치료사

중풍으로 인한 언어장애는 실어증과 구음장애이다. 우리나라에서는 언어치료사제도는 없으나 일본 같은 나라는 언어치료사라는 전문직이 있어 의사의 지도 감독 아래 실어증인 경우 언어의 네 가지 측면인 말하기, 읽기, 쓰기, 듣고 이해하는 능력 중에서 어느 정도 가능한가를 발견하고, 그 결과에서 치료를 시작하는 방법을 강구한다. 그리고 환자들의 언어영역에서 어떤 문제가 있고 또 어떤 능력이 남아 있는가를 본인 아닌 가족에게 설명하고 그들이 가급적 빨리 남아 있는 능력을 잘 활용하여 의사가 소통될 수 있게 지도한다.

⑥ 임상심리학자

임상 심리 학자는 환자의 심리적 치료를 중요시 하며 이에 대한 도움을 준다. 중풍에서는 감정과 기분의 장애를 포함해서 심리적 문제도 큰 비중을 차지한다. 또 기억력이 약화되거나 판단력이 저하되는 등 지능장애를 유발하는 경우도 많다. 임상심리학자는 이 두 가지 장애를 여러 가지 심리적 테스트로 정확히 포착하여 정신적 타격을 받고 있는 환자나 가족들과의 상담에 응하는 역할을 한다. 선진국에는 중풍 이외에도 여러 가지 질병에서 심리적 치료를 중시하고 있다.

⑦ 의료사회사업가

 의료사회사업가란 중풍 환자를 비롯한 만성 질환자나 사회를 연결하는 중요한 역할을 담당하는 전문인이다. 가정과 사회와 연관되는 충고나 구체적 지원을 제공하기도 한다. 사회사업가는 환자나 그 가족의 입장을 충분히 이해하고 지역사회에서 받을 수 있는 복지제도 등에 대한 정보도 제공한다. 다시 말하면 의학적, 직업적, 사회적인 재활치료의 교량역할을 맡고 있다고 할 수 있다.

⑧ 환자, 전문가, 가족이 함께 하는 재활치료

 중풍 환자의 치료는 비단 자신만의 노력으로는 될 수 없다. 앞에서 설명한 대로 자신의 의지와 노력 또한 전문가의 도움과 가족의 협조로 그 치료의 폭이 달라진다. 이 세 가지 요소가 삼위일체가 되어 적절한 조리와 단련을 거치면 짧은 기간 내에 정상회복이 가능하고 사회에 복귀하여 생업에 종사할 수도 있다. 임상보고에 의하면 중풍을 앓았던 환자의 90%가 다시 걸을 수 있고, 그 가운데 30%는 작업능력을 회복한다고 한다.

중풍 환자의 운동과 효과

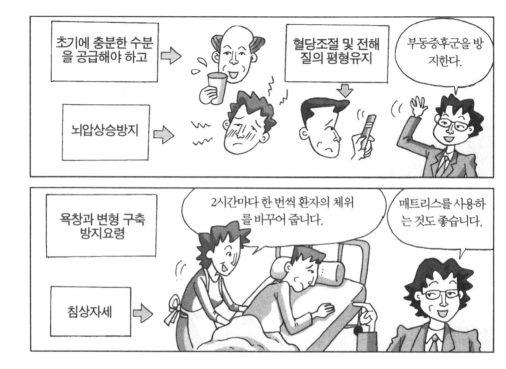

부동증후군의 예방

  부동증후군을 예방하기 위하여 초기에 충분한 수분의 공급 및 혈당 조절, 전해질의 평형 유지, 뇌압의 상승방지 등의 조처를 취하면서 방지해야 할 것이다. 누워 있는 경우가 많은 중풍 환자들을 위하여 침상에서 할 수 있는 간단한 예방법은 다음과 같다.

  침상자세와 침상운동은 다음과 같이 하도록 한다.

  첫째, 욕창과 변형 및 구축을 방지하기 위해 최소한 2시간마다 한 번씩 환자의 체위를 변경해 주어야 한다. 그리고 욕창방지를 위해

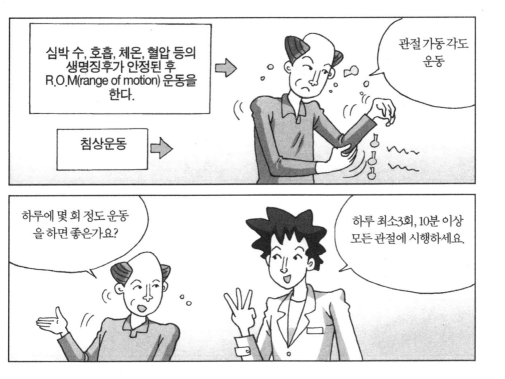

에어 매트리스를 사용하는 것도 좋은 방법이다.

둘째, 심박수, 호흡, 체온, 혈압 등의 생명징후가 안정된 후 R.O.M
(range of motion : 관절 가동 각도)운동을 한다. 하루 최소 3회, 최소
10분 이상을 모든 관절에 시행한다.

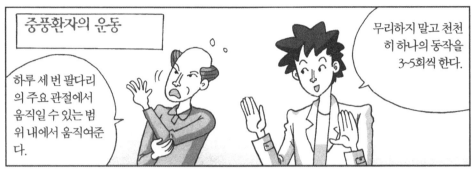

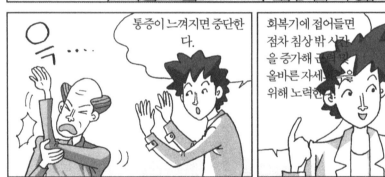

일반적 중풍 환자의 운동 방법

일반적 중풍 환자의 경우 무리를 하지 않는 동작내에서 다음과 같은 운동 방법으로 합병증을 예방하고 재활 치료를 시작할 수 있다.

첫째, 중풍 환자의 운동은 건측 손발부터 시작하여 환측으로 옮겨 하루 세 번 팔다리의 주요 관절에서 움직일 수 있는 범위 내에서 움직여준다.

둘째, 무슨 운동이든지 무리하지 않게 천천히 실시하며, 하나의 동작을 3~5회씩 하도록 한다.

셋째, 통증이 느껴지면 무리하여 계속 하지 말고 중단한다. 그리고

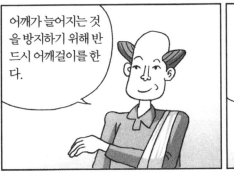

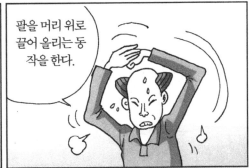

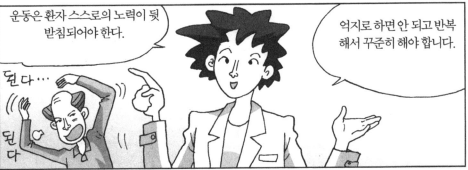

몸의 자세가 비틀어지지 않도록 베개나 방석 등으로 적당한 부위를 받쳐준다.

넷째, 증상이 차츰 좋아져 회복기에 접어들면 점차 침상 밖 시간을 증가해 근력 및 올바른 자세 회복을 위해 노력한다.

다섯째, 힘이 없어 어깨가 늘어지는 것을 방지하기 위해 서거나 일어나서 걸을 때는 반드시 어깨걸이를 하도록 한다. 또한 물리치료 또는 관절운동을 하기 전후의 따뜻한 찜질을 해주면 운동이 원활하고 통증도 줄일 수 있다.

여섯째, 환자는 앉아 있을 때는 손을 깍지 끼고 있도록 하며, 건측

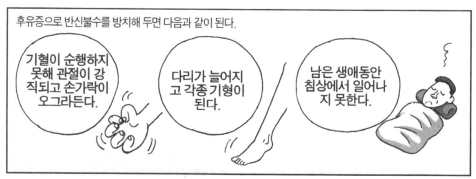

후유증으로 반신불수를 방치해 두면 다음과 같이 된다.

기혈이 순행하지 못해 관절이 강직되고 손가락이 오그라든다.

다리가 늘어지고 각종 기형이 된다.

남은 생애동안 침상에서 일어나지 못한다.

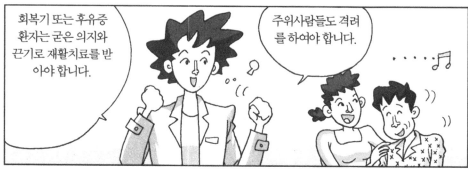

회복기 또는 후유증 환자는 굳은 의지와 끈기로 재활치료를 받아야 합니다.

주위사람들도 격려를 하여야 합니다.

팔에 힘을 주어 자주 팔을 머리 위로 끌어올리는 동작을 하는 것이 좋다.

일곱째, 증상이 웬만큼 안정되면 다른 사람에 의해 실시했던 관절운동을 자신의 건측 손발로 하도록 한다.

여덟째, 운동은 환자 스스로의 노력이 뒷받침되어야 하며, 무엇보다 환자의 강한 의욕이 회복에 많은 도움이 된다.

아홉째, 운동은 반복해서 실시하고 꾸준히 해야 한다.

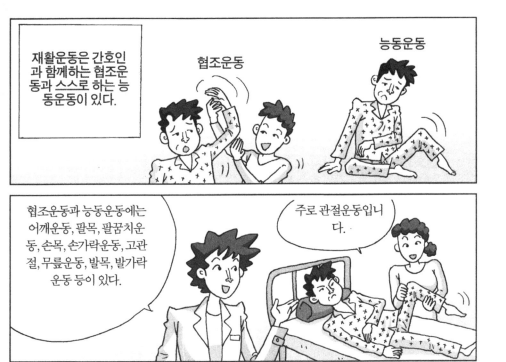

반신불수 환자의 협조운동과 능동운동

반신불수의 회복이 진행되지 않을 경우 기혈이 순행하지 못해 관절이 강직되고 손가락이 오그라들며, 다리가 늘어지고 각종 기형(畸形)이 야기된다. 그뿐 아니라 남은 생애 동안 침상에서 일어나지 못하게 될 수도 있다. 그러므로 회복기 또는 후유증 환자는 반드시 굳은 의지와 끈기로 재활치료를 받아야 하며, 이를 잘 해낼 수 있도록 주위사람들은 격려해 주어야 한다.

재활을 위한 운동은 환자의 상태에 따라 간호인과 함께 하는 협조

운동과 스스로 하는 능동운동이 있다. 또는 신체 부위별로 독립되게 시행하기도 한다.

간호인과 함께 하는 협조운동

운동은 환자의 상태에 따라 보호자와 함께하는 협조운동과 환자 스스로 하는 능동운동이 있으며 운동은 부위별로 독립되게 하는 것이 좋다.

1) 어깨운동

앞, 뒤로 팔을 돌리는 운동

상지를 옆으로 뻗고 팔꿈치를 세운 다음 팔뚝을 다리 쪽으로 밀었다가 다시 반대로 머리 쪽으로 돌린다.

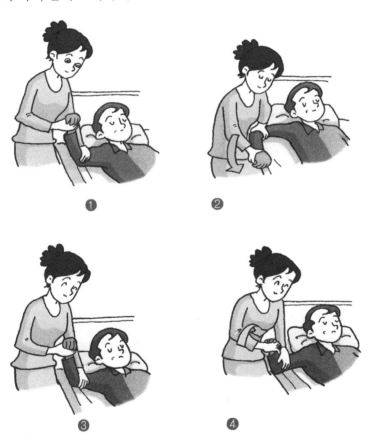

밖으로 벌리는 운동

 보호자는 한쪽 손을 팔꿈치 위에 올려놓고 다시 한쪽 손으로 손목을 잡고서 팔꿈치를 편 채로 팔을 옆으로 당기면서 머리 위로 올린다.

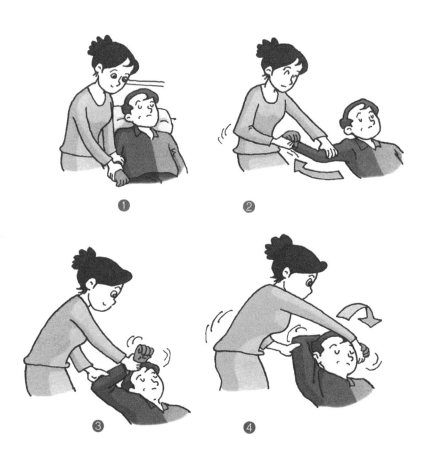

굴곡운동(앞으로 올리는 운동)

 보호자는 한쪽 손을 팔꿈치 위에 놓고 다른 손으로 환자의 손목을 잡고서 팔꿈치를 편 채로 팔을 겨드랑이로부터 몸 앞쪽으로 위로 올려 천천히 머리위로 이동시킨다.

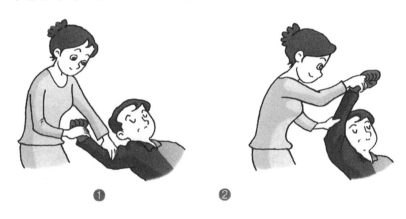

❶   ❷

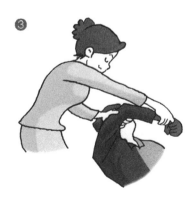

❸

안쪽으로 구부리는 운동

보호자는 한쪽 손으로 팔꿈치 위를 잡고 다른 손으로 손목을 잡고 서 팔꿈치를 편 채로 위로 올리고 조금씩 안쪽 가슴 위를 지나 구부리고 나서 다시 원위치로 돌아온다.

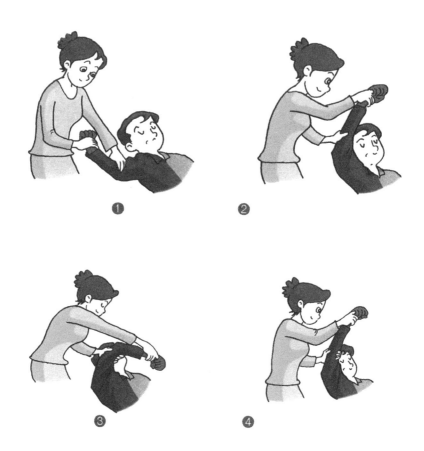

혼자서 어깨를 뒤로 젖히는 운동

환자는 정상적인 손으로 불편한 손의 손목을 잡고 들어 올려서 손을 머리위로 이동시켰다가 다시 들어 원위치로 돌아온다.

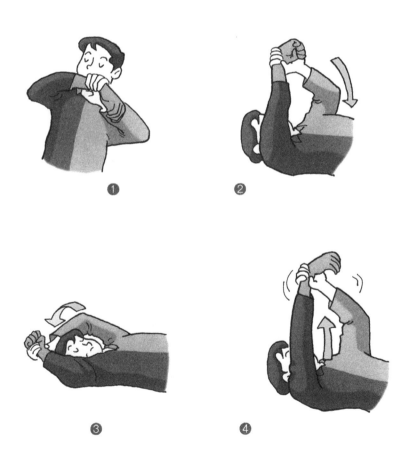

혼자서 안쪽으로 구부리는 운동

환자는 정상적인 손으로 불편한 손의 손목을 잡고서 팔꿈치를 구부린 채 직각으로 들어 올렸다가 어깨선에서 들어 올리고 불편한 팔을 안쪽으로 넘어 뜨려 가슴위에 올려놓듯이 회전시켰다가 돌리면서 원위치를 취하도록 한다.

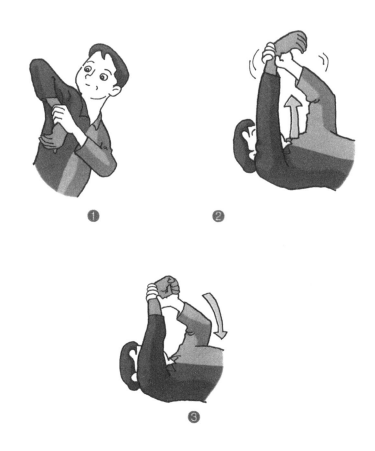

회전운동(혼자서 앞, 뒤로 돌리는 운동)

　환자는 정상적인 손으로 불편한 손의 손목을 잡고서 위로 머리 옆
까지 불편한 손을 이동시켰다가 원위치로 돌아오도록 한다.

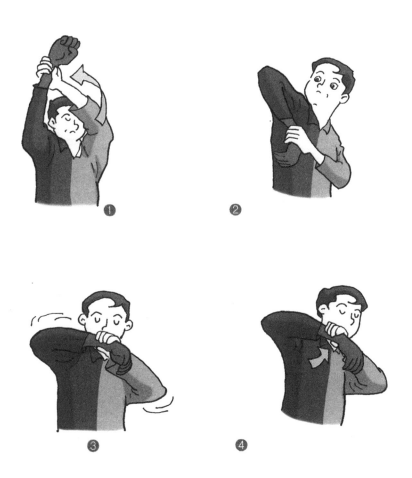

2) 팔꿈치 운동
팔꿈치를 구부렸다 펴는 운동

  보호자는 한쪽 손으로 손목을 잡고 한 손으로 팔을 고정시킨 다음
팔꿈치를 폈다가 구부리는 운동을 반복한다.

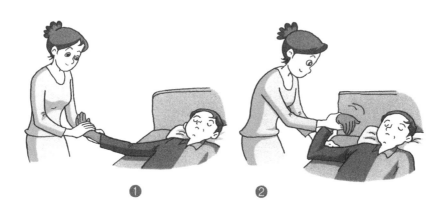

❶   ❷

손목을 돌리는 운동

 보호자는 두 손으로 환자 손등 쪽을 잡고 상지를 옆으로 잡아 당겨 팔꿈치를 구부린 후 손바닥을 얼굴쪽으로 향하게 돌렸다가 발쪽으로 향하게 하는 운동을 반복함으로써 회전운동을 시킨다.

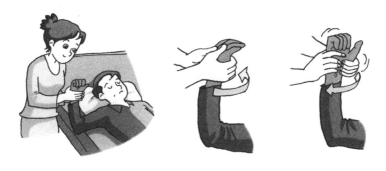

❶팔꿈치를 구부린다.   ❷얼굴쪽으로   ❸ 발쪽으로

혼자서 팔꿈치를 구부렸다 펴는 운동

환자는 정상적인 손으로 불편한 쪽 팔꿈치를 굽혀 손을 어깨 위치로 가져가서 불편한 쪽 팔꿈치가 완전히 펴질 때까지 위로 들어 올린다.

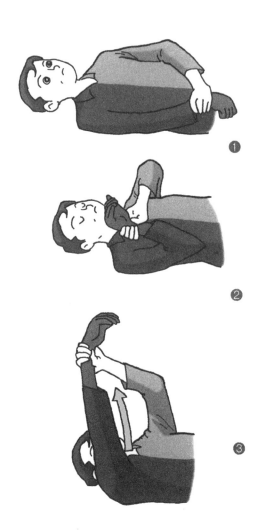

회전운동(혼자서 손목을 돌리는 운동)

 환자는 배 위에서 정상적인 손으로 불편한 손을 잡고 손바닥이 얼굴을 향하게 회전시켰다가 다시 다리 쪽으로 향하도록 회전시킨다.

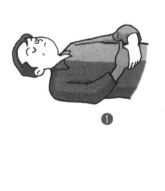

❶

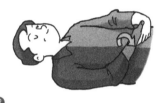

❷

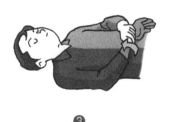

❸

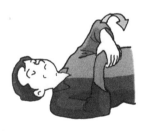

❹

3) 손목운동
손목을 앞뒤로 구부렸다 펴는 운동

보호자는 한쪽 손으로 환자의 손목을 잡고 다른 손으로 엄지손가락 이외의 네 손가락을 쥐고서 네 손가락을 펴면서 손목을 뒤쪽으로 구부렸다가 원위치로 하고서 다시 손가락을 구부리면서 손목을 앞으로 구부리는 동작을 반복한다.

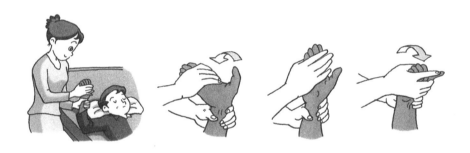

손목을 앞뒤로 구부렸다 펴는 운동

　환자는 정상적인 손으로 불편한 손을 잡고서 손목과 손가락을 안쪽으로 구부렸다가 불편한 쪽 손가락을 펴고 손목을 뒤로 젖히는 운동을 한다.

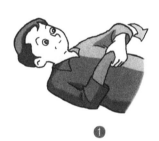　　　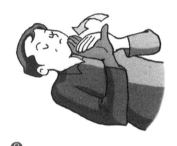

❶　　　　　　　　❷

4)손가락 운동
협조운동

보호자는 오른손으로 환자의 불편한 손의 네 손가락을 잡고 왼손으로 불편한 손의 엄지손가락을 잡고 환자의 엄지손가락을 잡은 왼손으로 환자의 엄지손가락을 원을 그리듯이 구부렸다가 펴는 동작을 한다.

차례차례 나머지 손가락도 운동을 시킨다.

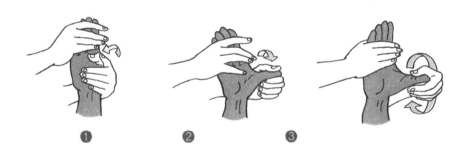

❶   ❷   ❸

5) 고관절 운동
엉덩이, 무릎을 구부렸다 펴는 운동

보호자는 한쪽 손을 환자의 환측다리의 무릎 밑에 넣고 다른 손으로 발뒤꿈치를 잡고서 하지를 들어 올리면서 무릎을 구부렸다가 다시 원위치 시킨다.

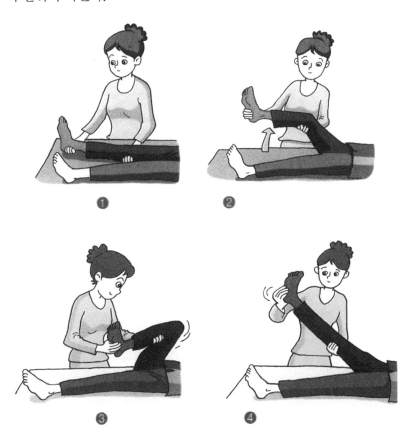

다리를 밖으로 벌리는 운동

보호자는 한쪽 손을 환자의 무릎 밑에 넣고 다른 손으로는 뒤꿈치를 잡아 무릎을 편 채 환자의 발뒤꿈치를 약간 들어 올려 옆으로 다리를 벌렸다가 다시 원위치 시킨다.

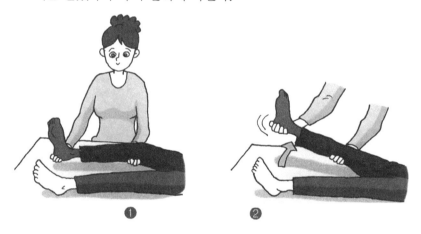

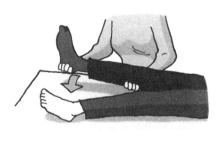

엉덩이 관절을 오렸다 내렸다 하는 운동

환자는 정상적인 다리를 불편한 쪽 다리 밑에 넣고서 정상적인 다리를 반듯하게 뻗어 불편한 다리를 가급적 높게 올렸다가 다시 천천히 내린다.

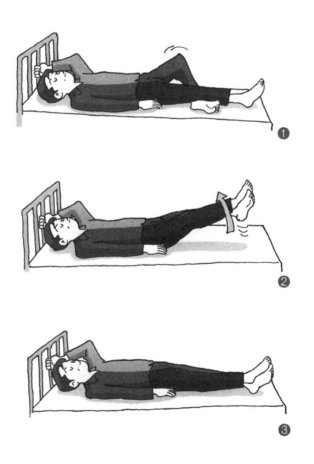

밖으로 버렸다가 안으로 모으는 운동

환자는 정상적인 다리를 불편한 쪽 다리 밑에 넣고서 정상적인 다리로 불편한 쪽 다리를 약간 올려 최대한 밖으로 밀어 붙였다가 다시불편한 다리를 정상적인 다리 쪽, 안쪽으로 가져간다.

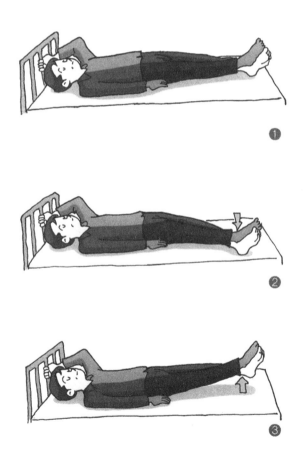

6) 무릎운동
회전운동

보호자는 한쪽 손으로 발꿈치를 잡고 다른 손으로 무릎 밑을 잡아 다리를 올리면서 무릎을 굽히고서 뒤꿈치를 잡은 손을 바깥쪽으로 잡아 당겼다가 원위치를 하고 다시 안쪽으로 밀어 움직였다가 원위치하는 운동을 반복한다.

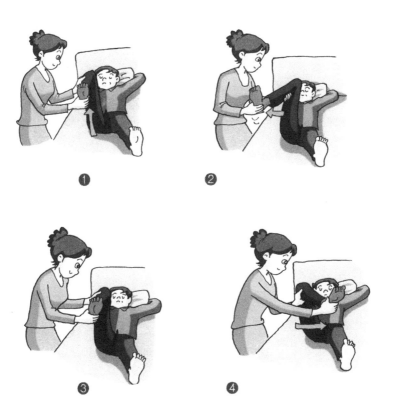

❶ ❷ ❸ ❹

구부렸다 폈다하는 운동

환자는 정상적인 다리를 불편한 쪽 무릎 밑에 넣고 정상적인 다리를 발꿈치 쪽으로 밀어 붙이고 정상적인 허리와 무릎을 구부리면서 불편한 다리도 굽혀서 정상적인 손으로 불편한 쪽 무릎을 잡고 가슴 쪽으로 잡아당긴 후 다시 다리를 펴준다.

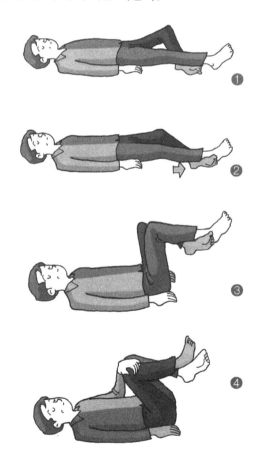

7) 발목운동
발목관절을 굽혔다 폈다하는 운동

보호자는 오른손으로 마비된 쪽 뒤꿈치를 잡아 당겨 발목을 구부렸다가 원위치를 한다.

그런 다음 왼손으로 발등을 잡고 밀면서 오른손으로는 뒤꿈치를 밀어 올려주는 운동을 반복한다.

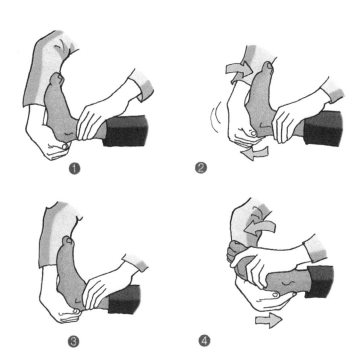

8) 발가락 운동

발가락을 구부렸다 폈다하는 운동

 보호자는 한쪽 손으로 발가락을 발등 쪽으로 당기고 다시 바라가락을 발바닥 쪽으로 구부리는 운동을 반복한다.

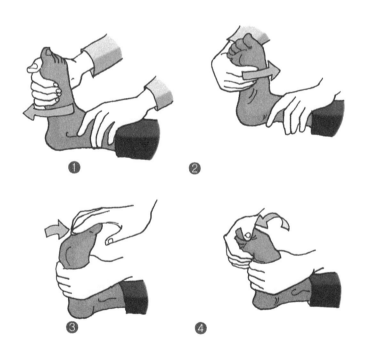

9) 지팡이 이용방법

지팡이 → 불편한 다리 → 정상 쪽의 다리 순으로 내밀면서 걷도록 한다.

단 지팡이나 정상 쪽의 발을 너무 멀리 내딛으면 넘어지기 쉬우므로 주의해야 한다.

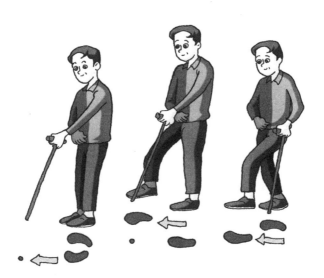

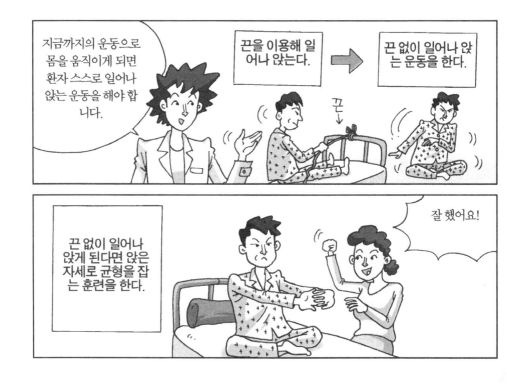

◎ 스스로 하는 앉고 일어서기

　스스로 움직일 수 있을 정도가 된 중풍 환자의 경우 한단계 운동 강도를 조절하여 다음과 같이 스스로 몸을 일으켜 앉는 운동을 해야 한다. 환자가 스스로의 힘으로 앉는 것 자체가 효과적인 발과 허리의 재활운동이 된다. 이에 대한 방법으로 아래를 참고할 수 있다.

　첫째, 끈을 이용하여 일어나 앉는 운동을 한다. 끈을 침상의 다리쪽 기둥이나 철봉에 단단하게 맨다. 매는 위치는 침상바닥에서

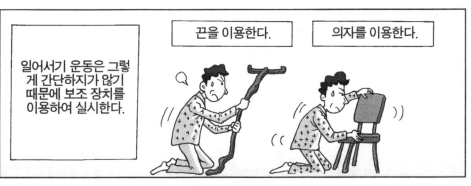

끈을 이용한다.

의자를 이용한다.

일어서기 운동은 그렇게 간단하지가 않기 때문에 보조 장치를 이용하여 실시한다.

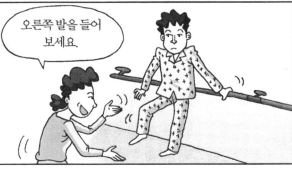

오른쪽 발을 들어 보세요.

걷기 위한 운동은 벽에 기대어 반듯하게 서는 운동을 하고 발바닥을 바닥에 대고 허리를 반듯하게 펴는 훈련을 되풀이한다.

30~40cm 정도의 높이가 적당하다. 그리고 끈의 길이는 누워 있는 자세로 끈을 잡았을 때 20cm 정도의 여유가 있으면 적당하다. 건측 손으로 끈을 잡아당기면서 윗몸을 일으킨 다음 잡았던 끈을 놓고, 그 손을 뒤쪽으로 뻗쳐 윗몸을 받친다. 그 자세로 건측 다리를 환측 다리 아래에 넣은 뒤 힘을 주어 환측 다리를 조금 들어 올리면서 허리를 틀어 두 다리를 침상 밖으로 밀어뜨린다. 두 다리가 침상 아래로 내려뜨려지면서 침상에 걸터앉는 자세가 된다. 처음에는 가족이나 간호사의 도움이 필요하지만 훈련을 계속하다 보면 곧 혼자서도 침

상에서 일어나 앉을 수 있게 된다.

둘째, 중풍 환자로서 그 다음 도전해야 할 훈련은 끈 없이 일어나 앉는 운동이다. 건측 손으로 환측 손을 잡아 고정시킨 다음, 건측 발을 환측 발아래에다 집어넣고 교차시킨 채 힘을 주어 몸을 뒤틀면서 머리와 몸을 건측을 향하게 한다. 그와 함께 건측 손으로 침상의 가장자리를 잡고, 건측 팔꿈치에 힘을 주어 윗몸을 일으키면서 건측 다리를 움직여 두 다리를 침상 바깥쪽으로 밀어뜨린다. 무릎에 약간의 힘을 실으면서 윗몸을 완전히 일으켜 세우고, 건측 손으로 균형을 잡으면서 몸을 움직여 반듯한 자세로 침상에 걸터앉는다.

셋째, 끈 없이 일어나 앉게 된 중풍 환자가 그때부터 시도해야 할 것은 앉은 자세로 균형을 잡는 훈련이다. 먼저 침상이나 의자에 걸터앉는다. 그런 다음 환측 손을 건측 손으로 깍지 껴 앞으로 내밀어 균형을 잡는다. 균형을 잡으면서 앞으로 내민 윗몸을 원래의 위치로 되돌린 다음 이번에는 몸을 뒤쪽으로 빼내며 기울인다. 이 동작이 끝나면 먼저 건측으로, 다음에는 환측으로 천천히 몸을 기울인다. 그 다음에는 같은 순서로 천천히 몸을 비틀며 몸의 균형을 잡는 훈련을 한다.

넷째, 앉은 자세로 균형 잡는 훈련 뒤에는 걸터앉아 하는 어깨, 팔꿈치, 손목, 손가락운동 등을 한다.

어깨를 움직이는 운동은, 의자에 앉아 건측 손으로 환측 손을 아래로 내려뜨린다. 그 다음 건측 손으로 환측 손목을 잡아 머리 위까지 들어 올린다. 처음 위치로 돌아와 같은 동작을 되풀이한다.

팔꿈치를 움직이는 운동은, 의자에 앉아 건측 손으로 환측 손목을 잡아 손바닥이 위로 오게 하여 의자팔걸이 위로 들어 올린다.

그 상태에서 환측 팔꿈치를 구부려 손끝을 어깨 가까이로 가져간다. 처음의 위치로 돌아와 되풀이한다.

손목을 움직이는 운동은, 의자에 앉아 건측 손으로 환측 손목을 잡아 손바닥이 위로 오게 하여 의자팔걸이 위에 올려놓는다. 그런 상태에서 환측 손목을 안쪽으로 천천히 구부리며, 이어 반대방향으로 편다. 같은 동작을 되풀이한다.

손가락을 움직이는 운동은, 의자에 앉아 건측 손으로 환측 손목을 잡아 손바닥이 위로 오게 하여 의자팔걸이 위에 올려놓는다. 그런 다음 환측 손가락을 주먹 쥔 상태로 구부린다. 다음에는 구부린 손가락을 편다. 같은 동작을 되풀이한다.

두 발로 지탱 훈련

중풍 환자가 혼자 일어나 앉게 된 다음에는 스스로 걸을 수 있기 위해 우선 두 발로 몸을 지탱하는 훈련이 필요하다. 앉은 자세에서 균형을 유지할 수 있고, 30분쯤 앉아 있을 수 있게 되면 일어서는 훈련을 해야 한다. 그러나 환자의 체력이 현저하게 떨어져 있는 상태이므로 움직이면 곧 피로를 느껴서 계속 누워 있으려 하게 된다. 이로인해 가끔 일어나 앉아 있으려고 해도 기립성 저혈압으로 머리가 어지러워져 다시 드러누울 수밖에 없게 된다.

첫째, 보조 끈을 이용해 의자에서 일어나는 운동을 한다. 보조 끈과 함께 보조의자를 준비하여 환자 가까이 두고 건측 손으로 붙잡도록 한다. 간호인은 환자의 환측에 서서 한 손으로 보조 끈을 잡으면서 한쪽 무릎을 환자의 환측 무릎 가까이 받치듯 대어주어 힘이 되어준다. 그와 함께 환자는 일어서기 편한 자세로 두 발을 뒤로 조금 당기고는 윗몸을 앞쪽으로 구부리면서 허리를 들어 올린다. 간호인은 자기의 무릎에 힘을 주어 버티어줌으로써 환자의 일어서는 운동을 도와준다. 윗몸을 일으킨 다음 환자는 머리를 올리고 등과 허리를 반듯하게 편다.

둘째, 혼자 의자에서 일어나는 운동을 한다. 건측에 몸을 의지할 수 있는 평행봉 등을 준비한다. 평행봉이 없을 때는 책상 등으로 대신

한다. 환자는 건측 손으로 평행봉을 붙잡고 다리에 힘을 모은다. 윗몸을 앞쪽으로 구부리면서 건측 다리를 펴고 일어난다. 평행봉을 잡은 건측 손에 힘을 주어 몸을 지탱하면서 환측 다리를 당겨 두 발로 일어선다.

셋째, 침상이 아니라 방바닥에서 보조물을 짚고 일어나는 운동을 한다. 먼저 건측에 탁자 등의 보조물을 준비한다. 환자는 건측 손으로 요의 끝자락을 붙잡고 힘을 주어 일어나 건측 무릎을 구부리고 탁자 앞에 앉는다. 탁자를 건측 팔로 누르면서 환측 발을 앞으로 내밀어 비스듬하게 세운다. 건측 손에 힘을 주어 탁자를 짚고 건측 무릎에 힘을 주어 펴면서 윗몸을 일으킨다. 건측 손과 발에 체중을 의지하면서 몸을 일으켜 세운다. 그리고는 탁자에서 손을 떼고 반듯하게 선다.

넷째, 방바닥에서 바로 일어나는 운동을 한다. 먼저 건측 다리를 구부리고 편한 자세로 앉는다. 환측 다리를 구부린 건측 다리 위로 하여 뻗고, 구부린 다리를 환측 넓적다리 아래로 바짝 당긴다. 윗몸을 구부려 건측 손으로 방바닥을 힘주어 짚으면서, 이와 함께 건측 무릎에 힘을 주어 체중을 지탱하면서 엉덩이를 들어올린다. 건측 손에 계속 체중을 지탱한 채 건측 무릎을 펴면서 천천히 몸을 일으킨다. 몸을 일으킨 뒤에는 환측 다리를 당겨 두 다리를 가지런히 하여 선다.

걷기를 위한 준비와 걷기의 시작

걷기 위한 운동을 위해 벽에 기대어 반듯하게 서는 자세에 익숙해지도록 해야 한다. 발바닥을 바닥에 대고 허리를 반듯하게 펴는 이 훈련을 되풀이하면 첨족을 막을 수 있으며, 걷기에도 많은 도움이 된다. 또한 장딴지를 번갈아 들어 올리는 운동을 함으로써 고관절을 부드럽게 할 수 있고, 무릎으로 걸을 수 있게 되면 서 있는 자세에도 균형을 취할 수 있어 안정된다. 이후 어느 정도 허리펴기가 진행된다면 평행봉을 이용하여 다음과 같이 걷기를 시작해 볼 수 있다.

첫째, 30분쯤 앉아 있을 수 있게 되면 서는 운동을 하고, 서는 운동은 평행봉을 이용하는 것이 가장 안전하고 효과적이다. 처음에는 몇 발짝 걷고 나서 쉬고, 다음에는 10걸음 걷고 쉬고, 다음은 15, 20걸음씩 걷다가 쉬는 식으로 운동량을 서서히 늘려나가야 한다.

둘째, 먼저 걷기 위해 필요한 것은 환측 체중을 지탱할 수 있어야 하고, 환측 발을 자기 힘으로 앞으로 내디딜 수 있어야 한다. 그런 다음 평행봉을 이용한 걷기훈련은 3동작 걷기훈련이다. 우선 평행봉을 잡은 건측 손의 앞으로 내밀고, 다음에 환측 발을 앞으로 내딛는다. 그리고 마지막에 건측의 발을 앞으로 내딛는다. 건측 발을 앞으로 내딛을 때 발로 체중을 지탱해야 하므로, 건측 손으로 평행봉을 꽉 움켜쥐고 체중을 지탱하면서 건측 발을 내딛도록 한다. 이것이 3박자 또는 3동작 걷기훈련이다.

평행봉이나 난간을 이용한 걷기에 익숙해지면 지팡이를 이용한 걷기운동을 시작한다. 지팡이를 짚고 걷는 방법은 지팡이를 앞으로 내놓고, 이어 환측 다리를 앞으로 내놓으며, 마지막에 건측 다리를 떼어놓는 순서로 걷도록 한다. 지팡이나 건측 발을 너무 멀리 내딛으면 넘어지기 쉽다. 지팡이와 환측 발을 함께 내딛는데, 이때 체중의 중심은 건측 다리에 둔다. 그 다음에 건측 발을 내딛는다. 이때에는 환측 다리와 지팡이에 몸의 중심을 둔다. 서 있을 때 몸의 균형을 잡기 어려운 환자이더라도, 먼저 네발지팡이로서 걷기훈련을 하고, 그 다음에는 곧은 지팡이로 걷기 훈련을 한다. 그리고 마침내는 지팡이 없이 걸을 수 있는 단계에까지 이르도록 해야 한다.

걷기가 익숙해진다면 이제 계단을 오르내리는 것에 도전해 볼 필요가 있다. 일상생활에 있어 길가의 턱이나 몇 개의 계단은 흔히 볼 수 있다. 계단은 무릎 관절과 다리의 근육을 이용해야 하기 때문에 평소 어느 정도의 훈련이 필요 하다. 다음과 같은 순서의 연습 방법을 참고해보도록 한다.

첫째, 계단을 오를 때는 건측 손으로 난간을 잡고 건측 발을 내딛어 한 계단 오르고, 다음에는 환측 다리를 올려 두 발을 가지런히 한다. 이때 몸의 무게중심은 건측에 둔다. 그런 뒤 다음 계단을 오른다.

둘째, 계단을 내려갈 때는 건측 손으로 난간을 잡고, 환측 발을 내린다. 이때 몸의 무게중심은 건측 다리에 둔다. 다음에 건측 발을 내려서 두 발을 가지런히 한 뒤 다음 계단을 내려간다. 간호하는 사람은 한 계단 아래에서 도와준다.

의사소통의 재시작 언어장애 치료

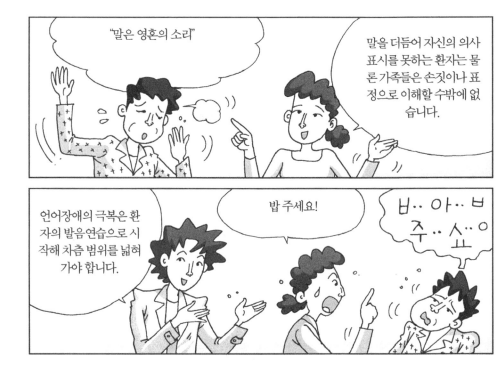

'말은 영혼의 소리' 라고 한다. 말을 더듬어 자신의 의사를 완전하게 나타내지 못하는 중풍 환자의 정신적인 고통은 물론, 의사나 환자의 가족들은 환자의 손짓이나 표정으로 그 요구를 이해할 수밖에 없다.

언어장애의 극복은 환자의 발음연습 등으로 시작해 차츰 그 범위를 넓혀나가야 한다. 인내심과 끈기로 환자의 능동적이고 반복적인 연습을 격려하고, 정신적인 부담을 떨쳐내도록 용기를 북돋워가는 자세로 지속적인 노력을 기울인다면 좋은 효과를 거둘 수 있다. 다음에서 실어증의 원인, 종류 등에 대해 살펴보고 그 치료에 대해 알아

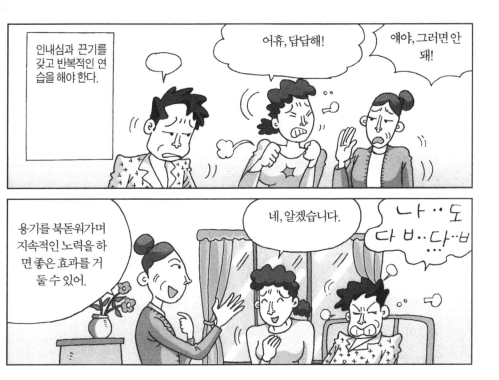

보기로 한다.

실어증과 구음장애

　중풍 등 불의의 사고로 뇌가 혈액공급을 원활하게 받지 못하여 언어를 담당하는 뇌 부위에 문제가 발생, 말하고, 듣고, 읽고, 쓰는 능력에 장애가 나타난 상태를 언어장애라고 한다. 한의학에서 실음(失音), 난어(難語), 어삽(語澁), 불어(不語) 등으로 모든 언어장애를 지칭하고 있다.

　언어장애를 크게 나누면 실어증과 구음장애가 있다. 실어증은 언어와 문자를 쓸 수 없게 된 상태로, 다른 사람이 말하는 내용을 이해할 수 없는 듣기장애, 말할 수 없는 말하기장애, 문자를 읽지 못하는 읽기장애, 쓰지 못하는 쓰기장애 등이 있다.

첫째, 듣기장애는 청각장애가 아니다. 들을 수는 있지만 그 의미를 헤아리지 못하는 경우이다. 여름철 시원한 냉수를 권하면서 "참, 따끈해서 좋지요?" 하면 "예." 하고 대답한다. 묻는 말소리는 들리는데, 그 뜻을 알지 못하고 있는 것이다. 장애의 정도가 심하지 않을 때는 간단한 말은 알아듣지만, 심한 경우에는 아무 말도 알아듣지 못한다.

둘째, 말하기장애는 말하려는 낱말이 얼른 나오지 않는 경우이다. 일상적으로 사용하는 물건의 명칭도 생각나지 않아 그 기능을 설명하는 환자는 매우 흔하다.

셋째, 읽기장애는 문자를 해독할 줄 아는 사람이 글자를 읽지 못하는 증상을 보이는 경우이다. 대부분의 읽기장애 환자들은 뜻글자인 한자보다 소리글자인 한글을 읽는 데 더 어려움을 느낀다.

넷째, 쓰기장애는 말하기장애보다 치료가 어렵다. 특히 발병 전에 사용했던 손에 마비가 왔을 때는 마비되지 않은 쪽 손을 이용해 다시 쓰기를 익혀야 한다.

구음장애는 혀와 입술 등 소리를 내는 근육마비로 발음을 정확하게 할 수 없는 장애이다.

실어증과 치료

실어증은 말하는 훈련을 열심히 하여 갑자기 말문이 터진다고 하여 완치되는 것이 아니다. 무엇이 환자에게 실어증이 나타나도록 하는지, 어떤 원인이 해결되면 호전될지 알아내야 한다.

예후가 좋은 경우는 환자의 나이가 젊고, 뇌손상의 정도가 가벼우며, 구음마비나 실행증, 시야결손, 청력장애 등 관련 장애가 적거나 없을 때, 환자에게 심장병, 당뇨병, 우울증 등의 질병이 없을 때, 환자가 학력이 높고 이전의 자기 직업으로 복귀하려고 치료에 열심일 때, 그리고 실어증상에 대한 보호자의 생각이 긍정적이고 적극적일 때이다. 예후가 좋지 않은 경우는 조건이 위와 반대일 때이다.

언어중추의 이상 발생과 실어증 치료

수 많은 신경들로 이뤄진 우리의 뇌 속에는 언어중추가 몇 가지 있다. 이들 대부분은 대뇌의 좌반구에 있는데, 좌반구의 앞쪽 전두엽에는 브로카 중추라는 언어중추가 있고, 이 부위에 이상이 생기면 언어장애가 발생한다. 그 옆의 측두두정엽에는 베르니케 중추라고 하는 언어중추가 있으며, 이곳에 이상이 생기면 듣기장애가 일어난다. 베르니케 중추의 위쪽에 있는 각회(角回)에 장애가 생기면 주로 읽고 쓰기가 불가능해진다.

실어증 치료는 언어장애치료 전문가로부터 받는 것이 좋다. 치료를 시작하기 전에 여러 실어증 관련검사와 함께 예후인자와 환자의 상태를 점검한다. 검사 후 환자의 수준이 결정되면 치료를 시작한다.

치료의 종류에는 다음과 같은 것들이 있다.

첫째, 일반언어요법으로, 언어중심치료이다. 손상 받은 언어체계를 향상시키고 재정비함으로써 효율성을 높여주는 것을 목적으로 하며, 이에는 실어증이 언어상실이 아니라는 데에 대한 교육이 포함된다.

둘째, 구강협응요법으로, 이에는 연하곤란증, 구음마비를 위한 치료가 있다.

셋째, 시인지요법(視認知療法)으로, 듣고 이해하는 중추에 손상이 있는 경우에 청각적 인지와 정보통합 이전단계의 확립을 위한 치료이다.

넷째, 청인지요법(聽認知療法)으로, 대부분의 실어증 환자가 갖는 청각적 이해의 부분적, 전체적 결함을 청지각 자극법으로 치료한다.

다섯째, 실행증요법(失行症療法)으로, 구강실행증, 음성실행증 등 근육의 힘이나 운동력에 문제가 없는데도 원하는 움직임을 할 수 없는 경우에 대한 치료이다.

여섯째, 멜로디 억양요법으로, 뇌손상 환자의 경우 말보다 노래 부르기가 오래 남아 있는 것에 착안, 치료에 음악과 리듬을 적용해 브로카 실어증 환자에게 효과가 있는 치료이다.

일곱째, 문제해결요법으로, 독립된 기능이 아닌 기획능력과 같은 조직화, 계획화, 요약 등과 같은 것이 목표가 되는 치료이다. 비교적 높은 단계의 환자에게 적용된다.

중풍을 일으킨 후 환자들은 기분이 동요되기 쉬우므로 자기 고충을 가장 잘 이해하는 전문가와의 대화는 환자에게 정신적인 위안이 될 수 있다. 사람의 언어능력 4요소 중에서 비교적 빨리 회복되는 것이 듣기와 읽기인데 반해 말하기 능력의 회복은 매우 어렵고, 더구나 스스로 글을 쓰는 것은 더욱 회복이 어려운 것이 일반적이다. 그래서 언어장애의 치료는 먼저 듣기의 이해와 읽기의 이해로부터 시작한다. 어떤 단어를 선택하는가도 중요하다. 언어치료 전문가는 환자에게 중요한 신변에 있는 물건 등의 단어, 평소 자주 쓰는 단어, 흥미 있고 관심이 있는 단어를 선정하여 훈련을 실시한다. 그리고 환자의 가능성을 충분히 확인하면서 그것을 기초로 반복 연습한다.

실어증 환자와의 접촉방법은 평소 때보다 천천히 대화하되 큰소리는 불필요하다. 그리고 간단한 단어나 문장을 사용하는 것이 좋다. 심한 환자에게는 '예', '아니오'와 같은 대답이 나올 수 있는 질문을 하는 것이 현명하다. 특히 주의할 것은 결코 어린이를 대하듯이 하지 말고 틀리더라도 웃지 말아야 한다. 자기가 조소를 당했다고 생각하면 위축되어 환자가 의욕을 잃게 된다.

첫째, 브로카 실어증은 말하기장애가 심하고 듣기와 이해는 비교적 가벼운 장애이다. 발음이 느리면서 짧게 말한다. 글쓰기에도 장애가 있는데, 이를 운동성 실어증이라고 한다.

둘째, 베르니케 실어증은 말은 유창하게 하지만, 듣고 있으면 무슨 말인지 이해하기 어려운 때가 많다. 또 질문을 하면 그 뜻을 이해하지 못하고 엉뚱한 답을 하기도 한다. 글을 쓰지 못하는 경우도 있다.

셋째, 전실어증(全失語症)은 말하기와 듣기장애가 심하며, 읽기와 쓰기에도 심한 장애를 보이는 경우가 많다.

근육 마비 구음장애의 치료

구음장애는 실어증과 같이 뇌에 있는 언어중추가 손상되어 발생하는 것이 아니라 말하는 데 필요한 근육이 마비되어 생긴 장애이다. 언어의 구사에 필요한 근육은 얼굴의 일부 근육과 혀, 목 등의 근육 등이 관계된다. 음식을 먹거나 마실 때 활용되는 근육과 대부분 비슷하다.

그 기본적인 원칙은 첫째, 천천히 말할 것, 둘째, 편안한 자세로 앉아 몸 전체로 같은 소리를 가급적 길게 발성한다. 거울을 보면서 입의 개폐, 입술을 뾰족하게 하거나 당기는 것, 혀의 운동(좌우의 치아와 접촉, 혀끝운동, 입술에의 혀 접촉, 앞니에의 접촉), 모음연습, 단어의 발음, 천천히 사이를 띄어 읽는 문장의 낭독, 전화연습, 회화의 연습 등을 꾸준히 실시한다.

이 같은 실어증과 구음장애의 훈련은 언어치료사 앞에서는 잘되면서도 가족이나 특히 말이 빠른 사람과의 대화에서는 별로 원활하지 못한 것이 일반적 경향이다. 그것은 신체적, 정신적 긴장 때문이다. 그러므로 틀리지 않을까 또는 웃음거리가 되지 않을까 하는 두려움을 무시하고 자기 스스로 말을 시작하는 것이 중요하다. 이것을 계속 반복하게 하면 누구 앞에서도 당당하게 말할 수 있게 된다.

심리적 안정의 효과

한의학에서는 예로부터 심리건강을 중시했다. 이것은 환자에게 병을 조리하는 데 불리한 소극적인 사고방식을 버리도록 하고, 질병에 정확하게 대처하는 태도를 가지도록 격려하며, 환자의 합리적인 요구에 대해서는 질병치료에 영향을 미치지 않는 범위 안에서 최대한 충족시켜 주어야 함을 말한다. 이 정신조양은 신체기능과 언어기능을 회복시키는 외에 정신의 안정이 중요한 중풍 환자의 재활치료의 경우, 더욱 타당한 말이다.

정신조양은 신체기능회복에 유익할 뿐만 아니라, 중풍의 재발을 막는 데도 효과가 크다. 한의학에서는 정지(情志)활동은 오장정기를 물질적인 기초로 하며, 정지자극은 오장의 기능과 불가분의 관계가 있다고 한다. 오장 중에서는 심(心)이 주도적인 역할을 하는데, 이는 심이 신명을 주관하고, 신(神)을 저장하기 때문이다. 오장과 오지(五志)는 각기 상응하는데, '노상간(怒傷肝)', '희상심(喜傷心)', '사상비(思傷脾)', '우상폐(憂傷肺)', '공상신(恐傷腎)'으로, 노여움은 간의 지(志)이다. 그런데 중풍은 주로 간에서 발병하므로, 심하게 화를 내거나 갑자기 화를 내는 등의 정지 변화는 중풍의 병증과 밀접한 관련이 있다.

이렇듯 정지활동과 밀접한 관련이 있는 중풍 환자의 재활치료를 위해서는 어떻게 해야 하는가.

첫째, 무엇보다 환자의 성격을 이해해야 한다. 환자들마다 성격과 병의 증후가 다르므로 각기 상이한 방법을 취하여 환자의 심리를 안정시켜야 한다.

둘째, 환자의 요양과정에서 실제적인 어려움을 도와주고 해결하도록 한다. 환자에게 정신적인 자극을 최소화하여 환자의 마음이 요동하고 감정이 격화되는 길을 미리 막는 치료법이다.

셋째, 정(情)으로써 정을 이기는 방법〔以情勝情〕을 응용한 치료법이다. 곧 어떤 감정이 과도하면 다른 감정을 촉발함으로써 이를 가라앉히는 것이다. 말하자면, 환자의 정신적인 부담이 무겁고 근심이 많으면 유쾌한 이야기를 많이 나눔으로써 환자의 마음을 열어주고 어두운 감정을 극복하도록 돕는 일종의 심리치료법이다.

한의학에서의
중풍 치료와 예방

침구치료는 증상에 따라 치료하는 곳이 다르므로 반드시 의사에 의해 치료를 받아야 한다.

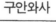

구안와사

◎ 지창 · 협거를 주혈로하여 좌측에 병소가 있으면 우측을 취하고 우측에 병소가 있으면 좌측을 취한다.
(보조혈로 합곡 · 열결 · 곡지 · 행간을 취한다)
◎ 음소해(심)을 보하고 연곡(신)을 사하여 신열을 내리게 하여 낮게 한다.

반신불수	상지에는 삼리 · 곡지 · 양곡 · 양계를 하지에는 음곡 · 곡천 · 경거 · 중봉에 침을 놓는다.
상지 하지를 모두 쓰지 못 할 때	삼리 · 곡지 · 양곡 · 양계와 음곡 · 곡천 · 경거에 모두 침을 놓되 반드시 건측에 놓는다.

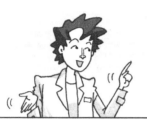

　한의학에서는 체질에 따라 중풍의 치료 방법을 달리 보고 중풍의 예방책을 찾고 있다. 한의학적으로 살펴 볼 때 중풍은 실증(實證)에 해당하는 사람에게서 잘 발생한다. 실증에 해당 되는 사람은 체력이 좋고 비만하면서 얼굴에 홍조가 오르고 조금만 움직이거나 감정 작은 동요에도 열이 나면서 혈압이 오르는 사람이다.

　중풍의 예방과 치료를 위한 한약처방은 고혈압에서의 처방과 비슷하지만 같은 병이라도 증(證)에 따라 투약이 달라진다. 마른 체질이면서 중풍의 소인도 없는데 고혈압으로 중풍발작을 일으키는 사람도 있다. 한방에서 중풍을 일으킨 후 많이 쓰는 효과적인 처방을 그

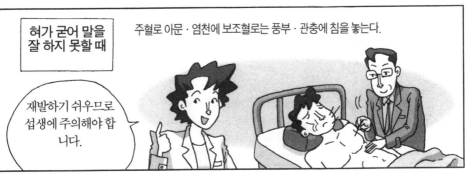

혀가 굳어 말을 잘 하지 못할 때

주혈로 아문 · 염천에 보조혈로는 풍부 · 관충에 침을 놓는다.

재발하기 쉬우므로 섭생에 주의해야 합니다.

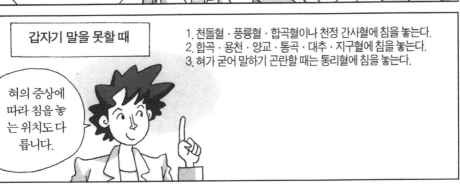

갑자기 말을 못할 때

1. 천돌혈 · 풍륭혈 · 합곡혈이나 천정 간사혈에 침을 놓는다.
2. 합곡 · 용천 · 양교 · 통곡 · 대추 · 지구혈에 침을 놓는다.
3. 혀가 굳어 말하기 곤란할 때는 통리혈에 침을 놓는다.

혀의 증상에 따라 침을 놓는 위치도 다릅니다.

증후에 따라 급성기의 중경락증, 중장부폐증, 중장부탈증, 그리고 예방과 회복기 및 후유증기의 치료를 위하여 소개한다. 러나 중풍의 치료는, 그 증후가 복잡하고 투약 역시 증후에 따라 다르게 처방되므로 반드시 전문의에게 맡겨야 한다.

한약재의 중풍 예방과 효과

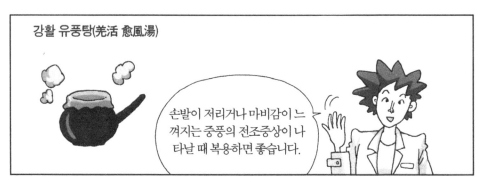

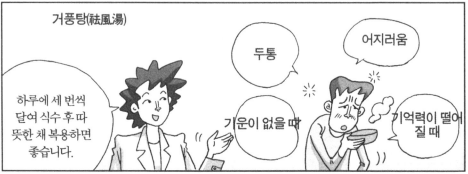

강활유풍탕(羌活愈風湯)과 효과

창출, 석고, 생지황 각 2.4g, 강활, 방풍, 당귀, 만형자, 천궁, 세신, 황기, 지각, 인삼, 마황, 백지, 감국, 박하, 구기자, 시호, 지모, 지골피, 독활, 두충, 진교, 황금, 백작약, 감초 각 1.6g, 육계 0.8g, 생강 3쪽

손발이 저리거나 마비감이 느껴지는 중풍의 전조증상이 나타날 때 복용하면 좋다. 기혈순행이 잘되는 처방을 쓰면 더욱 효과를 거둘 수 있다.

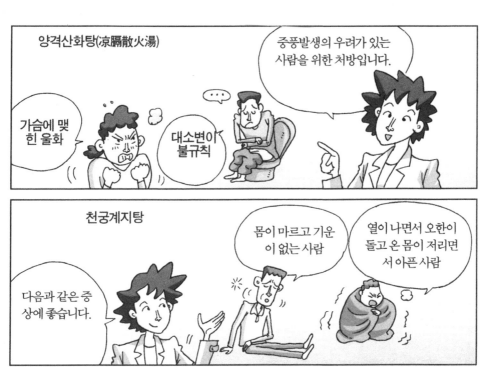

만금탕(萬金湯)과 효과

속단, 두충, 방풍, 백복령, 우슬, 인삼, 세신, 계피, 당귀, 감초 각 3.2g, 천궁, 독활, 진교, 숙지황 각 1.6g

이렇게 처방된 약재를 하루 세 번씩 달여 식사한 후 1시간이 지났을 때 따뜻한 채 복용한다.

주로 수족마비증상을 치료하는 약으로, 손가락이 저리거나 마비증상이 나타날 때 이 약을 복용하면 반제를 먹기 전에 호전될 만큼 좋은 약이다.

그래서 황금 1만냥을 주고도 구할 수 없는 귀한 처방약이란 명칭을 가지고 있는 만금탕은 중풍을 예방하고 치료하며, 허약한 원기를 보해 주는 약이다.

소풍탕(疎風湯)과 효과

강활, 방풍, 당귀, 천궁, 적복령, 진피, 반하, 오약, 백지, 향부자 각 3.2g, 계지, 세신, 감초 각 1.2g, 생강 3쪽

이렇게 처방된 약재를 하루 세 번씩 달여 식사한 후 1시간이 지났을 때 따뜻한 채 복용한다. 주로 손끝이나 발끝 등이 저릴 정도의 가벼운 중풍증상이 나타날 때를 위한 처방으로, 중풍을 멀리 쫓아 보낸다는 명칭을 지닌 한방약이다.

조위속명탕(調胃續命湯)과 효과

의이인, 건율 각 12g, 나복자 8g, 맥문동, 고본, 석창포, 길경, 마황 각 4g

이렇게 처방된 약재를 하루 세 번씩 달여 식사한 후 1시간이 지났을 때 따뜻한 상태로 복용한다.

조위속명탕은 비만한 사람으로 호흡기관이 약하고, 평소 눈이 잘 충혈되고, 조금만 움직여도 가슴이 심하게 두근거리는 증상이 나타날 때 복용하면 중풍을 예방하고 치료할 수 있다.

이렇게 중풍증상이 나타나거나 전조증이 있을 때를 위한 처방이다.

천궁계지탕(川芎枝湯)과 효과

계지 12g, 백작약 8g, 천궁, 창출, 진피, 구운 감초 각 4g

이렇게 처방된 약재를 하루 세 번씩 달여 식사한 후 1시간이 지났을 때 따뜻한 상태로 복용한다.

몸이 마르고 기운이 없으며 식욕이 떨어진 사람으로 중풍의 증상이 나타나거나 중풍의 전조증이 있을 때 천궁계지탕을 복용하면 좋다. 열이 나면서 오한이 들고 온몸이 저리면서 아플 때 복용하면 효과가 좋은 처방이다.

중풍 급성기의 한약재 치료와 효과

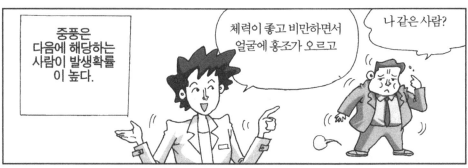

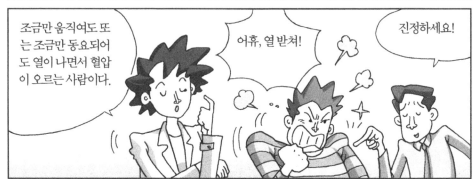

중장부폐증 치료

지보단(至寶丹)

서각, 주사, 웅황, 호박, 대매 각 40g, 우황 20g, 용뇌, 사향 각 10g, 금박, 은박 각 50장, 안식향 40g

졸도, 인사불성에 대소변이 막히고 어금니를 굳게 악물며 두 손을 꼭 움켜쥐는 증상을 보이는 폐증의 양폐(陽閉)증상에 대한 처방으로, 초기에 적절한 치료를 할 경우 3~5일 이내에 의식이 점차 깨어나는 등 일반적으로 예후가 양호하다. 그러나 혼수상태가 오래 계속될

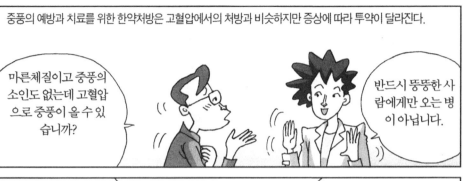

중풍의 예방과 치료를 위한 한약처방은 고혈압에서의 처방과 비슷하지만 증상에 따라 투약이 달라진다.

마른체질이고 중풍의 소인도 없는데 고혈압으로 중풍이 올 수 있습니까?

반드시 뚱뚱한 사람에게만 오는 병이 아닙니다.

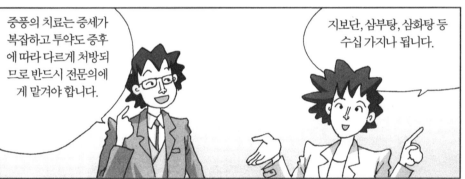

중풍의 치료는 증세가 복잡하고 투약도 증후에 따라 다르게 처방되므로 반드시 전문의에게 맡겨야 합니다.

지보단, 삼부탕, 삼화탕 등 수십 가지나 됩니다.

때는 변증이 발생하는 등 예후가 좋지 않다.

이때 위험한 증세인 변증은 다음과 같다.

첫째, 입이 꽉 다물어져 음식을 먹지 못할 정도인데, 딸꾹질이 자주 나오며, 혼미가 며칠 동안 지속된 후 갑자기 배와 등 부위가 뜨거워지면서 팔다리는 차가워진다.

둘째, 의식혼미와 함께 팔다리가 차가워지는 동시에 뻣뻣해지고 당기는 느낌이 있으며, 발병 후 며칠이 지난 뒤 대변이나 구토물에 피가 섞여 나온다.

이러한 변증은 병세가 매우 악화되었다는 것을, 그리고 예후가 좋지 않은 상태임을 알려준다. 이럴 때는 위의 알약을 끓인 물에 녹여 레빈튜브로 주입한다. 이 증세는 뇌출혈과 뇌혈전 형성에서 나타나는 중증으로, 매우 위중하므로 동서의학을 두루 운용하여 신속하게 치료해야 한다. 지보단 외에 안궁우황환, 자설단, 천마구등음 등의 처방이 많이 사용되어 왔었다.

안궁우황환(安宮牛黃丸)
 우황, 울금, 서각, 황금, 황련, 웅황, 산치자, 주사, 매편 각 30g, 사향 7.5g, 진주 15g

자설단(紫 雪丹)
 석고, 한수석 각 192g, 서각, 영양각 각 40g, 목향, 침향, 정향 각 20g, 현삼 64g, 승마 48g, 감초 32g, 망초 128g, 주석, 사향 각 12g, 황금 400g

천마구등음(天麻鉤藤飮)
 천마 9g, 조구등 12g, 산치자, 황금 각 9g, 우슬 12g, 석결명 18g, 두충, 상기생, 익모초, 야교등, 복신 각 9g

소합향환(蘇合香丸)
 백출, 청목향, 오서각, 향부자, 주사, 가자, 백단향, 안식향, 침향, 사

향, 정향, 필발 각 60g, 빙편, 소합향유, 유향 각 30g

졸도, 인사불성, 어금니를 악무는 등의 폐증의 일반적인 증상 외에도 얼굴빛이 창백하고 입술이 검거나 자색이며, 그저 누워만 있으려 하는 음폐증(陰閉證)으로 임상에서는 비교적 드물게 나타나고, 증후가 위중하지만 적절한 치료를 하면 3~5일 이내에 의식이 차츰 맑아지면서 예후가 좋아진다. 의식이 아주 없을 때는 위의 알약을 맑은 물에 풀어 입이나 코로 주입한다.

이 외에도 반하백출천마탕이나 가미이진탕을 처방해 많이 사용해왔다.

반하백출천마탕(半夏白朮天麻湯)

반하, 진피, 맥아초 각 6g, 백출, 신곡초 각 4g, 창출, 인삼, 황기, 천마, 백복령, 택사 각 2g, 건강 1.2g, 황백주세 0.8g, 생강 5쪽

가미이진탕(加味二陣湯)

반하, 진피, 적복령, 지각, 길경 각 4g, 편금, 치자초 각 2.8g, 자소엽, 백두구인, 감초 각 2g, 생강 3쪽

중장부탈증 치료

삼부탕(蔘附湯)

인삼 20g, 부자포 40g, 생강 3쪽

탈증으로 졸도, 인사불성, 연하곤란에 대소변을 가리지 못하고, 입을 벌린 채 숨을 쉬며, 두 손을 허공중에 내젓고, 팔다리가 차가우면서 식은땀을 흘린다. 이러한 탈증에 대한 처방이다. 탈증은 언제나 폐중에서 진행되는데, 적절한 치료를 하면 병증은 호전되지만, 제대로 대처하지 못해 폐중에 대소변실금 등의 탈증이 나타날 때는 병세가 매우 위중해지므로 주의해야 한다.

탈증에 대한 처방은 삼부탕 외에 육미회양음, 우귀음, 회양구급탕 등의 처방이 많이 사용되어 왔다.

육미회양음(六味回陽飮)

인삼 60g, 제부자, 포건강 각 6~9g, 구운 감초 3g, 숙지황 15~30g, 당귀신 9g

설사 기운이 있을 때는 당귀신을 백출 9g으로 대체한다.

우귀음(右歸飮)

숙지황 6~9 또는 30g, 산약, 구기자 각 6g, 산수유 3g, 감초 3~6g, 육계 3~6g, 두충 6g, 부자 3~9g

회양구급탕(回陽救急湯)

숙부자 9g, 건강 4.5g, 육계 3g, 인삼 6g, 백출 9g, 복령 9g, 진피 6g, 감초 4.5g, 오미자 3g, 반하제 9g

중경락증의 치료

대진교탕(大秦{교}湯)

진교, 석고 각 4g, 강활, 독활, 천궁, 백지 · 생지황, 숙지황, 당귀, 백작약, 황금, 백복령, 방풍, 백출, 감초 각 2.8g, 세신 1.2g

갑자기 구안와사가 발생하고 침을 흘리며, 말을 제대로 하지 못할 때를 위한 처방이다. 사기가 얕은 부위에 침입한 중락증으로 적절하게 치료하면 예후가 좋다. 2~3주 동안 치료 후 회복되기 시작해 1~2개월 이내에 완전 회복된다. 만약 2개월 이상 치료해도 좋아지지 않으면 증상에 따라 처방을 약간 다르게 해야 하며, 6개월 이상 치료해도 회복되지 않을 때는 완전 회복이 어렵다.

이러한 증상에 많이 쓰는 한방처방으로는 대진교탕 외에 견정산이 있다.

견정산(牽正散)

백부자, 백강잠, 전갈 각 8g

청간식풍음(淸肝熄風飮)

하고초, 감국화 각 12g, 조구등 15g, 황금 10g, 계혈등 20g, 지룡 10g, 회우슬 12g, 오초사 15g, 도인, 홍화, 당귀, 적작약 각 12g

평소 어지럼증이 있고, 조급하며 화를 잘 내고, 입이 잘 마르고 땀이 많이 나며, 갑자기 반신마비가 발생하고, 심할 때는 한쪽 지체의 활동이 자유롭지 못한 증세에 대한 처방이다. 적절하고 정확한 치료일 경우 3~5일 후 나아지기 시작해 15일쯤 지나면 완전 회복된다. 정신 자극 등으로 적절한 치료가 되지 못했을 때는 중장부의 중증으로 진행될 수도 있으므로 주의해야 한다.

진간식풍탕(鎭肝熄風湯)

대자석, 우슬 각 30G, 생용골, 생모려, 귀판, 백작약, 현삼, 천문동 각 15g, 천련자, 생맥아, 인진 각 6g, 감초 4.5g

평소 어지럼증, 귀울림, 잠이 잘 오지 않고 꿈이 많은 사람이 유발요인을 만나면 갑자기 한쪽 팔다리가 무겁고 저리며, 뒤이어 구안와사, 반신불수, 언어건삽 등의 증상이 나타난다. 이러한 사람을 위한 처방이다. 의식장애가 없고 반신불수가 위주인 중경중으로, 발병 후 1주일 동안 가장 변화가 심하며 치료가 적절하면 반신불수증상이 점차 호전되고 2주 후에는 회복기로 접어든다. 발병 직후 적절하게 대처하지 못하면 점차 악화되어 반신불수증상이 가중될 뿐만 아니라, 심한 경우 혼수상태에 빠지는 등 중경에서 중장의 증후로 진행하는 두려운 사태가 발생하기도 한다.

이와 같은 증상에 많이 사용해온 처방에는 대영전, 아교계자황탕, 영양각탕 등이 있다.

대영전(大營煎)

당귀 6~15g, 숙지황 9~21g, 구기자, 두충 각 6g, 우슬 4.5g, 구운 감초와 육계 각 3~6g

아교계자황탕(阿膠鷄子黃湯)

아교, 계지황 각 2개, 백작약, 생지황 각 12g, 조구등 6g, 석결명 15g, 생모려, 복신 각 12g, 낙석 9g, 구운 감초 1.8g

우황청심환(牛黃淸心丸)

산약 28g, 감초 20g, 인삼, 포황초, 신곡초 각 10g, 대두황권, 육계, 아교 각 7g, 백작약, 맥문동, 황금, 당귀, 방풍, 주사, 백출 각 6g, 시호, 길경, 행인, 백복령, 천궁, 우황 각 5g, 영양각, 사향, 용뇌 각 4g, 웅황 3.2g, 서각 8g, 백렴, 건강 각 3g, 대추 20개, 금박 120쪽

중풍으로 인사불성이 되고 담연이 옹색하며 정신이 혼미하여 언어 구사가 곤란하고 수족불수증에 매우 효과적이다. 구안와사증에도 쓴다. 고혈압과 중풍의 예방을 위해 쓰기도 하지만 원래는 갑자기 혼절했을 때 기사회생약으로 더 유명한 한방 구급약이다.

삼화탕(三化湯)

후박, 대황, 지실, 강활 각 같은 분량

갑자기 반신불수, 반신마비, 구안와사증상이 나타나며, 변비, 복부의 팽창감, 어지럼증, 숨쉴 때 가래 끓는 소리가 나고, 말을 더듬는 증상에 의식이 몽롱해지는 증상이 수반되기도 하는데 대한 처방이다. 이러한 증상은 반신불수가 주요한 증세인 중경증으로, 이때 의식혼돈상태가 나타나는 것은 병세가 중경에서 중부로 진행되는 과

정에서 자주 나타나는데, 적절하게 치료하면 2주 전후하여 회복기로 접어들 수 있다. 의식혼미가 계속되고 딸꾹질하는 증세가 보이는 등 병세가 발전하는 것에 주의해야 한다.

이러한 증세의 치료에는 지성보명단, 곤담환 등의 처방을 많이 사용해왔다.

지성보명단(至聖保命丹)

남성포 12g, 백부자, 방풍, 천마, 서각, 백강잠초 각 8g, 사향 2g, 전갈 14개

위의 약재를 곱게 가루를 내어 꿀에 버무린 다음 감실 크기로 빚어 금박을 입힌다. 씹어 먹거나 물과 함께 복용한다. 만약 환자가 씹지 못하면 박하를 끓인 물에 풀어 복용하게 한다.

곤담환(滾痰丸)

술에 찐 대황과 황련 각 320g, 청몽석, 염초 각 40g, 침향 20g

위의 약재를 곱게 가루를 내어 벽오동씨 크기의 환을 빚어 매회 15~30알씩 복용한다.

한약재를 통한 회복 및 휴유증 치료

중풍의 휴유증으로 편신마목(偏身麻木), 운동장애, 언어불리, 구안와사, 치매 및 정신 이상 등의 증상이 남게 된다. 이러한 증상은 주요한 차이, 그리고 완급의 차이로 볼 수 있다. 치료할 때는 반드시 주차완급(主次緩急)을 구분해 치료해야 한다.

보양환오탕(補陽還五湯)

적작약 4.5g, 당귀미 6g, 황기 120g, 도인, 홍화, 천궁, 지룡 각 3g

후유증으로서 반신불수는 주로 환자의 한쪽 팔다리의 운동장애로 나타나는데, 중증의 경우 완전히 움직일 수 없으며, 경증일 때는 동작이 원활하지 않다. 아픈 쪽 팔다리를 쓰지 못하는 반신불수증상에 반신마비, 구안와사, 언어건삽 등의 증상이 수반될 때 복용하여 좋은 효과가 있는 처방이다.

사물탕합천마구등음(四物湯合天麻鉤藤飮)

숙지황 15g, 당귀 9g, 천궁 6g, 백작약 9g, 천마 9g, 구등 12g, 석결명 18g, 산치자, 황금 각 9g, 익모초, 두충, 상기생, 야교등, 복신 각 9g, 천우슬 12g

후유증으로서 반신불수는 환자의 한쪽 팔다리가 굳어 자유롭게 움직일 수 없는데, 이 증상과 함께 반신마비, 구안와사, 언어건삽 등의 증상과 어지럼증, 귀울림, 식은땀을 흘리는 등의 증상을 수반할 때를 위한 처방이다.

해어단(解語丹)

백부자, 석창포 · 원지, 강활, 전갈, 천마, 남성, 백강잠

중풍 후기에 나타나는 언어기능장애로서, 혀가 **뻣뻣**해져 말을 더듬고 뚜렷하지 않거나 말을 하지 못하는 증세에다 건망증, 뜻 없이 자꾸만 웃는 등의 증후가 나타날 때 복용하면 효과가 큰 처방이다. 위의 약재를 같은 분량으로 하여 꿀로 오동알 크기의 환을 지어 50~70알을 생강 다린 물로 복용한다.

반신불수증세가 있을 때는 위의 처방에 당귀미 12g, 계혈등 30g, 광지룡 12g을 첨가한다.

하거대조환(河車大造丸)

자하거 1개, 귀판 60g, 황백, 두충 각 45g, 우슬, 천문동, 맥문동 각 36g, 숙지황 75g

중풍의 속발성 치매증상으로, 표정이 없고 둔해 보이며, 눈빛이 흐리고 말이 어둔하며, 기억력이 떨어지고 뜻 없이 기뻐하거나 웃으며, 심한 경우에는 멍하여 우두커니 앉아 움직이지도 말을 하지도 않는다. 반신불수증상이 치유되지 않은 채 남아 있기도 한다. 이러한 때 복용하면 효과가 좋은 처방이다.

자윤탕(滋潤湯)

당귀, 지각, 생지황, 후박, 대황, 빈랑 · 마인, 행인 각 4g, 강활 2.8g, 홍화주배(紅花酒焙) 1.2g

변비에는 욱이인이나 흑축을 가미해 쓰는데 허약한 사람에게 써서

는 안 된다.

　중풍이 장부에 들어 말을 하지 못하고 청각과 시각장애가 나타나며, 변비가 생기는 증상을 치유한다. 이 처방으로 다스린 후 유풍탕으로 조리한다.

진무탕(眞武湯)

복령, 백작약, 부자포 각 12g, 백출 8g, 생강 5쪽

　체력이 몹시 허약한 중풍의 후유증 환자에게 쓴다. 체력이 약해서 몸이 마르고 생기가 없으며 피로하기 쉬운 사람, 혈색이 나쁘고 어지럼증이 있으며 설사하기 쉬운 체질, 가벼운 운동장애로 걷기가 힘든 증상에 좋고, 수족냉증에도 효과적이다. 이 처방의 이름은 원래 현무탕(玄武湯)인데, 임금의 휘(諱)를 피한 것이다.

지황음자(地黃飮子)

숙지황, 파극, 산수유, 석곡, 육종용, 원지, 오미자, 백복령, 맥문동 각 4g, 부자포, 육계, 석창포 각 2g, 생강 3쪽, 대추 2개, 박하 약간

　음자(飮子)는 수시로 조금씩 냉복한다는 뜻이므로, 덥히지 않고 약간 차게 해서 조금씩 복용한다. 노인과 체질이 약한 사람에게는 숙지황을 배로 하고 인삼을 가미해서 쓴다. 중풍으로 혀가 뻣뻣하게 굳어 말을 하지 못하고 팔다리를 쓰기가 거북한 증상에 효과가 좋다.

침향반하탕(沈香半夏湯)

부자포 1쌍, 침향과 부자는 같은 양, 인삼 20g, 반하제 8g, 남성포 4g, 생강 10쪽

 중풍 발작 후 담이 끓을 때 담을 제거하고 기를 통하게 한다.

계지가출부탕(桂枝加朮附湯)

계지, 작약, 대조, 생강, 백출, 감초, 부자 각 등분

 속명탕을 활용할 수 있는 체력보다 약간 허약한 사람으로서 중풍의 후유증일 때 쓴다.

 보행곤란, 수족의 자각마비와 운동마비, 그리고 상기되는 증상에 효험이 탁월하고 수족냉증에도 유효하다.

중풍환자를 위한 좋은 음식

중풍 환자를 위한 좋은 음식 만들기와 효과

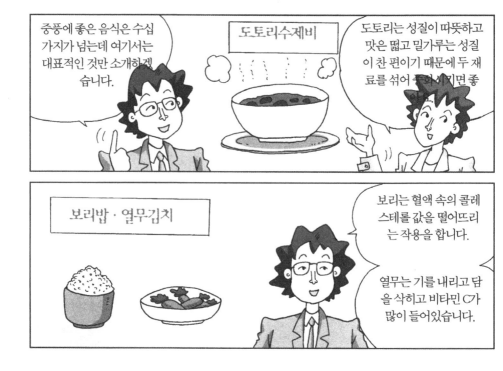

앞서 설명된 바와 같이 중풍 환자의 식단 조절은 차후 후유증 예방 및 중풍 예방 효과까지 있다. 영양 공급이 중요한 중풍 환자의 경우 식단표를 참고하여 골고루 영양을 섭취 할 수 있고 또한 다양한 식단을 즐길 수 있다. 이 장에서는 좀 더 세부적으로 좋은 음식과 그 기능을 살펴보고 만드는 방법을 설명하도록 한다.

중풍의 전조증에 좋은 도토리 수제비

도토리가루, 밀가루, 애호박, 표고버섯, 다시마, 붉은 고추, 풋고추, 마늘, 들기름, 간장, 소금

도토리가루와 밀가루를 잘 섞은 다음 반죽하고 애호박은 채썰어둔

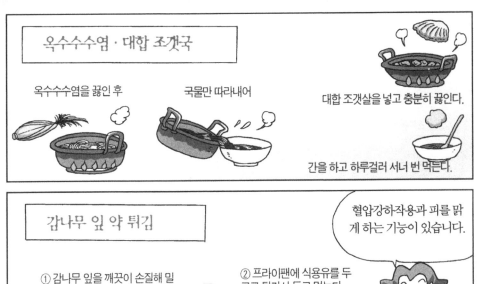

옥수수수염 · 대합 조갯국

옥수수수염을 끓인 후

국물만 따라내어

대합 조갯살을 넣고 충분히 끓인다.

간을 하고 하루걸러 서너 번 먹는다.

감나무 잎 약 튀김

혈압강하작용과 피를 맑게 하는 기능이 있습니다.

① 감나무 잎을 깨끗이 손질해 밀가루로 옷을 입힌 다음

② 프라이팬에 식용유를 두르고 튀겨서 두고 먹는다.

식용유

다. 다시마와 표고버섯은 잘 손질하여 깨끗이 씻어 물기를 뺀 다음 들기름으로 볶은 뒤 물을 붓고 다시마 국물을 만든다. 다시마 국물이 끓기 시작하면 도토리와 밀가루로 만들어둔 수제비 반죽을 적당한 크기로 얄찍얄찍하게 떼어 넣는다. 다 떼어 넣은 뒤 냄비뚜껑을 덮고 살짝 끓어오르면 채썰어둔 애호박을 넣고 다시 끓인다. 간장에 풋고추, 붉은 고추, 다진 마늘, 깨소금을 넣고 양념장을 만들어 다 끓인 수제비에 양념장을 넣어 먹는다.

도토리는 성질이 따뜻하고 맛은 떫다. 밀가루는 도토리와는 반대로 성질이 찬 편이어서 두 재료를 섞어 중화시키면 좋다. 다시마에는

칼슘, 나트륨의 미네랄이 많이 함유되어 있다. 그중에서도 다시마에는 요오드가 많이 들어 있어 신진대사를 활발하게 하고, 피를 맑게 하며, 혈액 속의 콜레스테롤 값을 떨어뜨려 동맥경화의 예방에 효과가 크다.

뇌출혈의 예방과 치료에 좋은 솔순 약단물

여린 솔순 20g, 설탕 50g

막 돋아난 새싹인 솔순은 채취해 깨끗이 손질해 물 400㎖와 함께 300㎖ 정도로 줄어들게 달인 다음, 걸러 설탕을 넣은 뒤 설탕이 녹아 섞일 정도로 잠깐 동안 다시 달인다. 그런 다음 한번에 60~70㎖씩 하루 3번 식간에 복용한다. 이것의 효능은 혈압을 떨어뜨리는 작용을 한다. 그래서 고혈압, 산후의 고혈압에, 그리고 뇌출혈의 예방과 치료에 효과가 좋다.

뇌출혈의 후유증에 좋은 독활, 검정콩 약국

독활 10~12g, 검정콩 60g, 술 약간

독활은 깨끗하게 씻은 다음 얇게 썰고, 검정콩은 분쇄기에 넣고 큰 알갱이로 쪼갠다. 준비된 재료를 냄비에 넣고 물 1.5~2 ℓ 를 부어 끓이기 시작해 물이 3분의 1 정도로 줄어들 때까지 달인다.

충분하다고 생각되면 가제 등의 약천을 이용해 꼭 자서 찌꺼기는 버리고 달여낸 약물에, 자신에게 적당한 정도로 술을 타 여러 번으로 나누어 복용한다.

이 약국의 효능은 풍을 없애고 통증의 진정작용에 있다. 뇌출혈 후유증으로 팔다리가 저리고 쓰지 못하는 데 효과가 있다.

중풍을 예방하는 효과가 큰 톳나물, 새우 무침

톳나물, 보리새우, 두부, 깨소금, 참기름, 식초, 설탕, 간장

톳나물은 데치고, 두부는 끓는 물에 살짝 익혀 으깨며, 보리새우는 묽은 소금물에 살짝 삶아 물기를 뺀 후, 세 가지를 잘 섞은 뒤 준비한 깨소금, 참기름, 식초, 설탕, 간장을 적당량 넣어 새콤달콤하게 무쳐 먹는다. 톳나물, 새우 무침은 상큼한 맛과 풍부한 영양분을 가진 음식으로, 특히 혈관의 탄력이 부족하고 정신적 피로가 심한 사람에게 좋다. 그렇지만 설사를 자주 하거나 소화가 잘되지 않는 사람, 비만인 사람은 많이 먹는 것이 좋지 않을 수도 있으므로, 한 번 먹을 때 40g 이상은 먹지 않도록 한다.

톳나물은 갈조류에 속하는 바닷말의 하나로, 한방에서의 이름은 해조 또는 녹미채라고 한다. 갑상선질환에 좋은 톳나물은 혈압을 떨어뜨리는 작용을 하기 때문에 두부와 함께 요리해 먹으면 고혈압, 동맥경화, 비만, 중풍 등을 예방하고 치료할 수 있다.

고혈압, 동맥경화증, 중풍 등의 성인병 예방에 좋은 미나리전

미나리, 밀가루, 굴 소금, 식용유, 간장, 통깨, 식초

미나리를 다듬어 깨끗이 씻은 다음 물기를 빼두고, 밀가루에 소금으로 살짝 간을 하고 반죽해 둔다. 기름을 두른 프라이팬에 미나리를 뿌리와 잎이 엇갈리게 차례로 늘어놓은 다음 밀가루 반죽을 덮씌우듯이 끼얹는데, 이때 굴을 드문드문 놓아 약간 두껍게 부쳐낸다. 간장, 식초, 통깨를 이용해 초간장을 만들어 따뜻할 때 찍어 먹는다.

미나리는 성질이 차며, 카로틴이 많이 함유되어 있다. 미나리 성분을 제대로 이용하기 위해서는 산과 들의 못가나 산골짜기의 도랑에 자라는 돌미나리를 뿌리째 캐어 사용하는 것이 더 효과적이다. 미나리는 몸에 열이 많고 얼굴이 붉어지는 안면홍조증상이 있을 때 좋으며, 독특한 향과 맛으로 식욕을 돋우어주고, 장의 움직임을 활발하게 해주어 변비에 좋다. 그리고 정신적으로 긴장이 심한 사람의 머리를 맑게 한다.

중풍의 전조증에 좋은 참마 조림

마, 잣, 건포도, 땅콩, 물엿, 간장, 고추장

깨끗이 손질한 마를 적당한 크기로 썰어, 간장, 물엿을 넣고 조리다가 다 익을 때쯤 해서 잣, 땅콩, 건포도를 넣고 잘 버무린다.

마는 식용보다는 약용으로 더 많이 쓰이고 있어 한방에서는 산에서 나오는 약이라고 하여 산약이라고 한다. 비만증으로 숨이 가쁘고 땀을 많이 흘리는 사람의 혈액순환을 촉진시키는 효과가 있어 고혈압, 중풍, 당뇨병, 비만증, 심장병 등에 좋다. 잣은 오장육부를 튼튼하게 하는 기능이 있으며, 안면홍조증, 어지럼증 등의 중풍 전조증이 나타날 때에도 대처할 수 있어 중풍의 예방에 효과가 있다.

중풍의 후유증에 좋은 해삼, 파 약볶음

물에 불린 해삼 500g, 파 60g, 유채 1대, 술 5㎖, 옥수수가루 전분 5g, 닭기름 4g, 돼지기름 20g, 간장, 소금, 조미료

해삼을 깨끗이 손질해 끓는 물에 살짝 데쳐내고 파를 다듬어 돼지기름에 튀겨낸다. 데쳐낸 해삼은 먹기에 적당한 크기로 썰어 그릇에 담고 그 위에 유채를 놓는다. 작은 냄비에 약간의 물을 부어 술, 간장, 소금, 조미료를 넣어 끓이다가 옥수수가루 전분을 개어넣어 걸쭉하게 만든 다음, 튀겨놓은 파와 닭기름을 치고 잠시 더 끓인 후 담아놓은 해삼 위에 꺼얹어가며 따뜻할 때 하루 3번 먹는다.

이 약볶음의 효능은 신과 폐를 보하고 정기를 북돋우는 데 있다. 마른기침, 피로, 빈혈, 당뇨병과 중풍의 후유증에 좋다.

고혈압, 고지혈증, 동맥경화증 등의 성인병을 예방하는 표고버섯 튀김

표고버섯, 들깨즙, 밀가루, 식초, 꿀

표고버섯은 다듬고 깨끗이 씻어 물기를 뺀다. 그런 뒤 들깨즙과 밀가루를 묻히고 튀김옷을 입힌 다음 튀김기름에 튀겨낸다. 따끈할 때 식초와 꿀을 넣어 만든 소스를 얹어 먹는다.

표고버선 튀김은 영양보다는 고혈압, 고지혈증, 동맥경화증 등의 성인병을 예방하는 데 좋은 식품이다. 특히 나이가 많은 사람이나 몸에 열이 많아 땀을 많이 흘리고 물을 많이 마시며 짜증을 잘 내는 사람에게 좋다.

혈압강하작용과 피를 맑게 하는 감나무잎 약 튀김

감나무잎, 밀가루, 식용유 각각 적당량

감나무잎을 깨끗이 손질해 밀가루로 옷을 입힌 다음 프라이팬에 식용유를 두르고 튀겨두고 먹는다

이 약튀김의 효능에는 혈압강하작용과 피를 맑게 하는 기능이 있다. 고혈압증, 동맥경화의 예방과 치료에 좋다.

안저출혈, 고혈압증, 동맥경화의 치료에 좋은 참나무버섯 약 찜

말린 참나무버섯 10g, 설탕

참나무버섯을 따뜻한 물에 불려 깨끗이 씻는다. 꼭 짜서 물기를 빼낸 뒤 냄비에 넣고 설탕을 적당량 뿌려 1시간 정도 쪄낸다.

이 약 찜의 효능에는 피를 맑게 하고 동맥경화를 방지하는 작용이 있다. 안저출혈, 고혈압증, 동맥경화의 예방과 치료에 좋다.

만성적 질병에 대한 보조요법 약죽

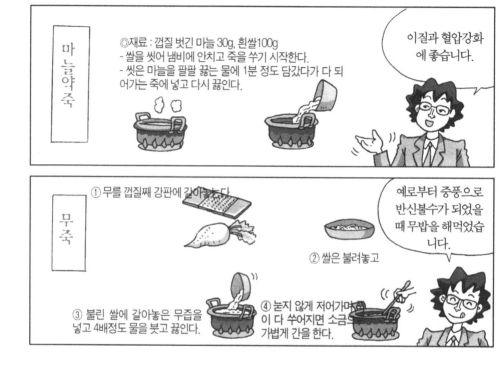

우리 몸은 노년에 접어들수록 모든 기관과 근육의 기능이 떨어지고 탄력이 약해진다. 대소장의 흡수율도 40세까지는 지속적으로 확장 되지만, 그 이후로는 차츰 그 양과 기능이 축소되어 당분이나 지방의 흡수, 그리고 칼슘과 철분의 흡수가 지체된다. 이러한 인체의 변화 에 따라 40대 이후에는 쉽게 허기를 느끼고, 그에 따라 심적으로도 허탈감을 느낄 때가 많아진다. 그래서 나이가 들면서 먹는 것에 대 한 관심이 증가하는 현상이 나타나기도 한다. 이러한 때 먹기 간편 한 초콜릿, 캔디 같은 당질의 고열량 식품을 가까이 하게 되면서 성 인병에 더욱 무방비로 노출되고 만다.

우엉죽	우엉 죽은 혈액순환을 원활하게하며 중풍유발 위험인자인 변비 증세에 효과가 있다.

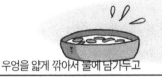

우엉을 얇게 깎아서 물에 담가두고

우엉 + 쌀...

우엉과 쌀을 냄비에 넣고 충분하게 물을 붓고 은근한 불로 1시간 정도 끓여 죽을 쑨다.

인삼죽	큰 병을 앓고 난 사람, 몸이 마른사람, 노약자 등에게 효과가 있다.

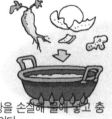

인삼·귤껍질·생강을 손질해 물에 넣고 충분히 우러나도록 달인다.

충분히 우러나면 조심스럽게 물만 따라 붓고 쌀과 함께 죽을 쑨다.
소금으로 약하게 간을 한다.

소금

이러한 때 기능이 떨어진 위에 부담이 없고 때 없이 허기진 느낌을 위한 음식으로 죽은 안성맞춤이다. 이렇게 허기를 보충해 주고 영양 대용식이 되는 죽은 몸에 유익한 약차조차 마시기를 싫어하는 사람들에게 좋으며, 특히 만성적인 질병에 대한 보조요법으로도 유용하다.

중풍의 전조증에 좋은 국화죽

쌀 200g, 말린 국화잎 15~20g, 국화꽃가루

국화잎은 깨끗이 손질하여 가늘게 빻고, 쌀은 씻어 불린 후 국화잎 가루와 섞어넣고 물을 부어 죽을 쑨다. 죽이 충분히 익으면 국화꽃 가루를 넣고 약한 불에서 한두 번 더 끓어오르게 한다.

국화죽은 고혈압과 중풍의 전조증으로 머리가 아프고 어지럼증이 있거나 갑자기 눈이 잘 보이지 않으며 두 눈이 충혈될 때 먹으면 효과가 좋다. 그러나 몸이 허약하고 소화기능이 떨어지는 사람은 많이 먹어서는 안 된다.

고혈압증, 중풍, 심장병, 당뇨병, 비만 등을 치료하는 마죽

중간 크기의 참마 1개, 꿀 적당량

마는 깨끗하게 손질해 껍질을 벗기고 믹서에 간 다음 적당량의 꿀을 넣고 약한 불에 살짝 덖어낸다. 꿀을 넣어 덖은 마즙의 5~7배 정도 되는 물을 붓고 약한 불로 죽을 쑨다. 죽이 다 되면 아침 저녁 공복에 먹는다.

참마는 갈아 즙으로 마시기도 하고, 가루를 내어 다른 약과 함께 먹기도 한다. 마는 소화기능이 떨어진 사람의 소화력을 보충해 두고, 허약한 사람의 기운을 북돋워준다. 신경이 예민하고 설사를 자주 하는 사람이 장기간 먹으면 좋은 효과가 있고 가래가 많은 사람이 먹어도 좋다.

특히 비만하고 땀을 많이 흘리며 심장의 동계가 심한 사람의 혈액순환을 촉진시키며, 고혈압증, 중풍, 심장병, 당뇨병, 비만 등을 치료하고 예방하는 약재로 사용된다.

중풍으로 반실불수가 되었을 때 좋은 무죽
무 작은 것 1개, 쌀 100g

무를 깨끗이 손질해 껍질째 강판에 넣고, 쌀은 잘 씻어 불려 놓은다. 갈아놓은 무즙에 불린 쌀을 넣고, 4, 5배 되는 물을 부어 끓이기 시작한다. 눌지 않게 저어가며 죽이 다 쑤어지면 소금으로 가볍게 간을 한 뒤 먹는다.

무의 껍질에는 모세혈관을 강하게 하는 요소가 들어 있어 예로부터 민간요법에서는 중풍으로 반실불수가 되었을 때는 무밥을 해먹었다. 무를 말린 무말랭이를 삶은 물도 혈관을 튼튼하게 하는 작용을 한다.

중풍의 유발위험인자를 없애주는 우엉죽

우엉 적당량, 쌀 100g

우엉을 손질해 얇게 깎아 물에 담가두고, 쌀을 씻어둔다. 우엉과 쌀을 냄비에 넣어 충분하게 물을 붓고 은근한 불로 1시간 정도 끓여 죽을 쑨다.

우엉 죽은 혈액순환을 원활하게 하며, 식물성 섬유가 많이 들어 있어 중풍의 유발위험인자를 없애주고 변비 증세에 효과가 있다.

병을 앓고 난 후 식욕이 없을 때 효과가 있는 인삼죽

인삼 10g, 쌀 100g, 귤껍질 10g, 생강 10g, 소금

인삼, 귤껍질, 생강을 깨끗이 손질해 물을 붓고 충분히 우러나도록 달인다. 쌀을 씻어두었다가 냄비에 넣고, 위 재료들의 성분이 잘 우러나면 찌꺼기가 떠오르지 않도록 조심스럽게 물만 따라붓고 죽을 쑨다. 충분히 익으면 소금으로 간을 해 먹는다.

큰 병을 앓고 난 사람이나 몸이 마른 사람, 노약자 등이 기운이 딸려 손발이 저릴 때, 소화가 잘 안 될 때, 식욕이 없을 때 장기간 먹으면 효과가 있다.

중풍의 예방 약차와 효과

한방에서 사용하는 약차의 효능에는 여러 가지를 들 수 있다.

그 가운데 가장 두드러진 효과는 대소변의 배설작용을 촉진시킴으로써 혈액순환을 원활하게 하고 혈액 속의 콜레스테롤을 제거하는 것이다. 이러한 기능이 바로 한방에서 말하는 약차가 중풍을 예방할 수 있게 하는 주요 요인이 된다. 약재에 따라 차를 끓이는 방법은 각기 다르지만, 약차를 달이는 데는 몇 가지 공통되는 점이 있는데, 먼저 끓이는 시간에 대해 알아보면 다음과 같다.

첫째, 재료가 여러 가지일 때는 1시간 정도 달인다.

둘째, 씨앗이나 나뭇가지일 때는 30분에서 1시간 정도 달인다.

셋째, 열매나 껍질이 들어 있을 때는 20~30분 정도 달인다.

넷째, 잎만으로 되어 있을 때는 5분 이내로 한다.

특히 약차를 달이는 시간은 잘 지키도록 한다. 시간을 짧게 하면 성분이 제대로 우러나지 않으며, 지나치게 오랫동안 달이면 유효성분이 소멸되어 버리기 때문이다. 차를 끓일 대 적당한 양은 물 800㎖에 차 재료 50g 내외로 한다. 재료를 너무 많이 넣거나 너무 오래 달여 졸아들면 쓰고 역겨워 마실 수 없게 된다. 적당한 양을 적당한 시간 동안 달여도 원래의 맛이 쓴 차는 처음부터 꿀 또는 설탕 대신 대추나 감초를 2, 3개 넣어 달이는 것이 좋다.

한방 약재를 차로 복용해 중풍을 치료하고 예방하는 데는 다음의 사실들을 유념하는 것이 좋다.

첫째, 한방차의 재료가 되는 약재의 대부분은 성질이 부드러워 약

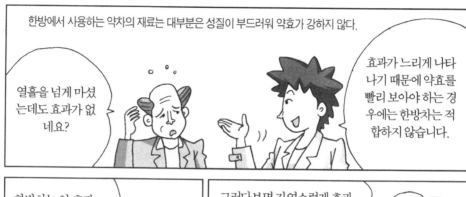

한방에서 사용하는 약차의 재료는 대부분은 성질이 부드러워 약효가 강하지 않다.

열흘을 넘게 마셨는데도 효과가 없네요?

효과가 느리게 나타나기 때문에 약효를 빨리 보아야 하는 경우에는 한방차는 적합하지 않습니다.

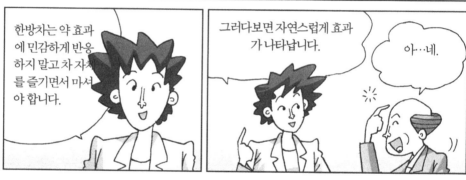

한방차는 약 효과에 민감하게 반응하지 말고 차 자체를 즐기면서 마셔야 합니다.

그러다보면 자연스럽게 효과가 나타납니다.

아…네.

효가 강하지 않다. 그 효과가 매우 느리게 나타나기 때문에 질병이 급성이거나 약효를 빨리 보아야 하는 경우에는 한방차는 적합하지 않다.

둘째, 약효에 민감하게 반응하지 말고 차 자체를 즐기듯 마신다. 그렇게 약차를 마시다보면 효과는 자연스럽게 나타난다.

셋째, 한방차의 복용은 전문의의 처방에 따르도록 한다. 같은 약재라도 체질에 따라 효과가 다르기 때문이다. 남이 좋다고 하여 전문의와 상의하지 않고 그대로 자신에게 적용시키는 것은 정말 피해야 할 태도이다. 자칫 부작용을 초래할 수도 있다.

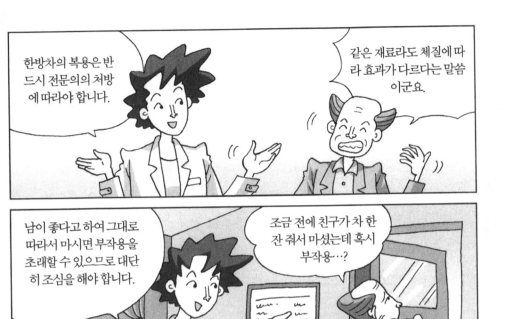

이제 중풍의 예방에 도움이 되는 한방차의 재료와 마시는 법을 살펴보기로 한다.

중풍으로 구안와사증이 나타나고 팔다리가 저릴 때 치료약제 형개차
말린 형개 10g

물 800㎖에 깨끗이 손질한 형개를 넣고 센 불에 끓인다. 물이 끓기 시작하면 불을 줄이고는 다시 30분 동안 끓여 거의 반쯤으로 줄어들면 찌꺼기를 받여낸다. 이렇게 완성된 형개차를 하루 3, 4회 복용하

다. 가소라도고 하는 형개는 한해살이풀로, 맛은 약간 맵다. 옛날에는 갓 돋아난 잎을 식용야채로 사용하기도 했던 형개는 약용으로 즙을 짜서 먹기도 한다. 그러나 장기간 복용해야 하므로 차를 만들어 먹는 것이 좋다.

형개는 주로 가슴속에 열기가 쌓여 흩어지지 못하고, 눈에 열이 많은 사람에게 좋으며, 오장육부의 기운을 순환시키고 풍기를 없애준다. 이러한 효과 때문에 형개차는 중풍의 예방에 좋은 효과를 내는 약차이며, 중풍으로 구안와사증이 나타나고 팔다리가 저릴 때 치료약제로서도 효과가 크다.

중풍 팔다리를 쓰지 못할 때의 치료 천마차
천마의 잎

'정풍초' 또는 '적전' 이라고 하는 천마의 싹인 땅위줄기를 물에 달여 마신다.

바람이 불면 안 움직이고 바람이 없으면 움직인다고 하여 정풍초라는 이름을 가진 천마의 싹, 그리고 천마는 중풍 발작으로 반신 또는 온몸이 저리는 증상, 팔다리를 쓰지 못할 때의 치료에 사용한다.

약술의 효능과 예방

강정작용, 정신적, 육체적 피로의 회복을 촉진시키는 음양곽 약술

음양곽 200g, 설탕 100g, 30° 술 1.5 *l*

삼지구엽초의 잎을 말린 것을 음양곽이라 하는데, 깨끗이 손질해 잘게 썬다. 그런 다음 설탕과 함께 병에 넣고 술을 부얼 밀봉한 다음 서늘한 곳에 두어 1개월 정도 두었다가 걸러낸다. 거른 술은 냉장고에 보관해 두고 한번에 20*ml*씩 하루 2번 마신다. 설탕을 넣지 않아도 좋다.

이 약술은 근골을 강하게 하고 활력을 불러일으키는 강정작용, 정신적, 육체적 피로의 회복을 촉진시키고, 이뇨작용, 혈압강하 작용을 한다. 그래서 성기능장애, 정신적, 육체적 피로, 배뇨장애, 고혈압의 예방에 좋다.

어혈을 제거하고 혈압강화 작용을 하는 패장 약술

패장 100g, 35° 술 1 *l*

패장의 식물명은 마타리로, 깨끗이 손질해 잘게 썰어 병에 넣고 술을 부어 밀봉한다. 그런 다음 술이 잘 익을 수 있도록 그늘진 곳에 1개월 정도 두었다가 한 번에 20~30*ml*씩 하루 2번 공복에 마신다. 이 약술의 효능에는 어혈을 제거하는 작용, 혈압강하작용등이 있다. 경련, 수면장애, 고혈압 등의 증세를 예방하는 효과를 가진다.

삼지구엽초 약술	강정작용 · 이뇨작용 · 혈압강하 · 성기능 장애 · 고혈압 예방

① 삼지구엽초를 깨끗이 손질해 잘게 썬 다음 설탕과 함께 술을 부어 밀봉한 다음 서늘한 곳에 1개월 정도 두었다가 걸러낸 다음 술은 냉장고에 보관해 둔다.
② 한번에 20㎖ 씩 하루 2번 마신다.
③ 설탕을 넣지 않아도 된다.

단국화 술	중풍으로 인한 어지럼증 등의 증상에 좋다.

① 말린 국화를 깨끗이 손질해 병에 넣은 다음 술을 부어 밀봉하고 서늘한 곳에 둔다.
② 1~2개월 지난 뒤 하루 1~2잔씩 마신다.

중풍 발작 후에 몸의 감각을 살려주는 흰삽주술

삽주의 어린 뿌리의 근피를 벗겨 말린 백출 160g, 술 3되

백출을 깨끗이 손질하여 냄비에 넣고 준비된 술을 부어 그 양이 3분의 1 정도로 줄어들 대가지 달인다. 이렇게 만들어진 흰삽주술을 하루 1,2잔씩 규칙적으로 복용한다.

흰삽주술은 중풍 발작 후 나타나는 반신 또는 온몸이 저리면서 감각이 없는 증상, 이를 악문 채 의식불명인 상태가 지속되는 위급중의 치료에 사용된다.

배술	중풍으로 말을 못하고 속에서 열이 나는 태에 대한 치료에 효과가 있다.

① 배를 깨끗이 씻은 다음 즙을 내어 마신다.

강판에 가는
것이 좋겠어.

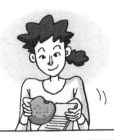

솔잎주	술을 마신 다음 몸을 따뜻하게 해서 땀을 내면 중풍의 예방과 치료에 효과가 있다.

① 솔잎을 깨끗하게 손질해 짓찧어 즙을 낸 다음 청주에 넣고 따뜻한 곳에 하룻밤 정도 두었다가 마신다.
② 처음엔 1잔정도 마시다 차츰 양을 늘려 5잔정도 마시도록 한다.

나도…

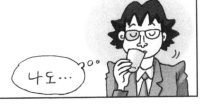

중풍으로 인한 어지럼증에 좋은 단국화술

말린 노란색 국화 200g, 술 4 ℓ

준비된 말린 국화를 깨끗이 손질해 병에 넣은 다음 술을 부어 밀봉해 햇볕이 들지 않는 서늘한 곳에 둔다. 1, 2개월이 지난 뒤 걸러 하루 1, 2잔씩 마신다. 단국화술은 중풍으로 인한 어지럼증등의 증상에 좋다.

구안와사, 반신불수에 좋은 두림주

검은콩, 소주 또는 정종

알이 고르고 색깔이 짙으며 통통한 콩을 택해 잘 씻을 후 채반에 건져놓아 물기를 뺀다. 물기가 다 빠지면 프라이팬에 약간의 식용유를 두르고 타지 않을 정도로 살짝 볶는다. 볶은 콩을 유리병에 3분의 1 정도 차오르게 채운 뒤 술을 3분의 2까지 차오르도록 붓고 뚜껑을 덮는다. 콩이 술을 흡수해 술의 높이까지 올라올 때까지 햇볕이 안 드는 서늘한 곳에 1, 2일 정도 둔다. 콩이 충분히 부풀어 올랐다고 생각되면 콩이 잠기도록 다시 술을 더 부어둔다. 1, 2일 정도가 지난 뒤 뜨는 콩이 있으면 다시 술을 보충한다. 이렇게 몇 번 되풀이해서 술을 채워가다가 더 이상 콩이 뜨지 않으면 뚜껑을 단단하게 봉한 후 볕이 들지 않고 서늘한 곳에 여름일경우에는 1주일, 겨울에는 10일 정도 둔다. 그런 다음 개봉해 콩을 꺼내고 술만 남긴다. 이렇게 만든 두림주는 냉장고에 넣어두고 하루 세 번 식사 때마다 한두 잔씩 지속적으로 마신다. 효과는 6개월 정도 지나면 느낄 수 있다. 술에 넣었던 콩은 그냥 씹어먹어도 좋은데 정 내키지 않으면 그냥 버린다.

이렇게 검은콩을 술에 담가 만든 두림주는 중풍을 예방하는 효과가 아주 뛰어나다. 두림주는 예방에만 좋은 것이 아니다. 중풍을 일으켜 언어장애가 오고, 구안와사, 반신불수, 등의 증상이 나타났을 때라도 두림주를 장기간 복용하면 서서히 호전된다.

중풍으로 말을 못하는데 좋은 배술

배를 깨끗이 씻은 다음 즙을 내어 복용한다.
생배즙 1홉을 하루 3번 복용하면 중풍으로 말을 하지 못하고 속에
서 열이 나는 데에 대한 치료에 효과가 있다.

한약재와 음식재료 사용의 유의점

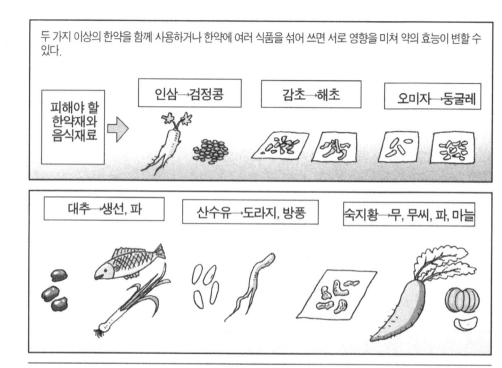

두 가지 이상의 한약을 함께 사용하거나 한약에 여러 식품을 섞어 쓰면 서로 영향을 미쳐 약의 효능이 변할 수 있다.

피해야 할 한약재와 음식재료 →

인삼→검정콩   감초→해조   오미자→둥굴레

대추→생선, 파   산수유→도라지, 방풍   숙지황→무, 무씨, 파, 마늘

두 가지 이상의 한약을 함께 사용하거나 한약에 여러 식품을 섞어 쓰면 서로 영향을 미쳐 약의 효능이 변할 수 있다. 다시 말해 두 가지 이상의 한약이나 음식재료들을 섞어서 쓸 때 효능이 떨어지거나 부작용을 나타내는 경우는 피해야 한다.

인삼-검정콩/감초-해조/오미자-둥굴레/대추-생선, 파/

산수유-도라지, 방풍/숙지황-무, 무씨, 파, 마늘/

당귀-석창포, 해조/더덕-검정콩/사향-마늘/생강-황금/

복령-식초/녹두-잉어/돼지간-메추리고기, 생선, 된장/

쇠고기-개고기, 밤/우유-생선/토끼고기-사슴고기, 닭고기/

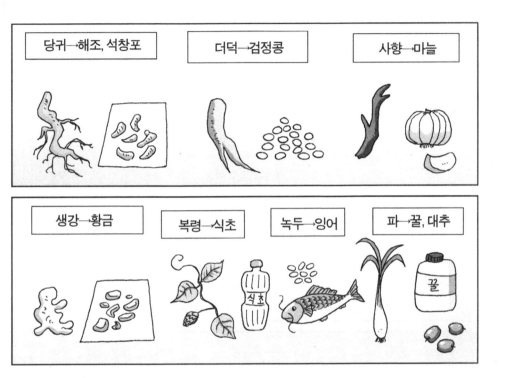

새우~개고기, 닭고기/게~감, 꿀, 대추/무~숙지황, 하수오/
오이~참외, 수박/파~꿀, 대추 등.

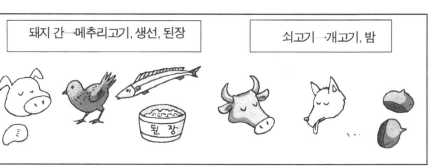

돼지 간 ─ 메추리고기, 생선, 된장

쇠고기 ─ 개고기, 밤

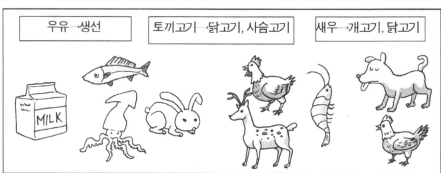

우유 ─ 생선

토끼고기 ─ 닭고기, 사슴고기

새우 ─ 개고기, 닭고기

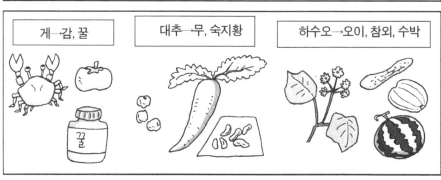

게 ─ 감, 꿀

대추 ─ 무, 숙지황

하수오 → 오이, 참외, 수박

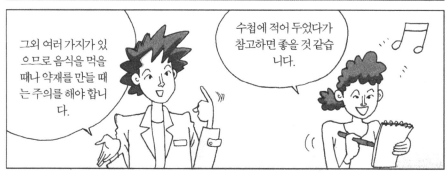

그외 여러 가지가 있으므로 음식을 먹을 때나 약재를 만들 때는 주의를 해야 합니다.

수첩에 적어 두었다가 참고하면 좋을 것 같습니다.

나홀로 중풍 예방과 치료 길라잡이

초판 1쇄 인쇄 2020년 1월 15일
초판 1쇄 발행 2020년 1월 20일

편 저 대한건강증진치료연구회
발행인 김현호
발행처 법문북스(일문판)
공급처 법률미디어

주소 서울 구로구 경인로 54길4(구로동 636-62)
전화 02)2636-2911~2, **팩스** 02)2636-3012
홈페이지 www.lawb.co.kr

등록일자 1979년 8월 27일
등록번호 제5-22호

ISBN 978-89-7535-800-5 (03510)

정가 14,000원

이 도서의 국립중앙도서관 출판예정도서목록(CIP)은 서지정보유통지원시스템 홈페이지(http://seoji.nl.go.kr)와 국가자료종합목록 구축시스템(http://kolis-net.nl.go.kr)에서 이용하실 수 있습니다. (CIP제어번호 : CIP2019053117)